中医育儿精要

李爱科 谈
增强免疫力
孩子少生病

李爱科 编著

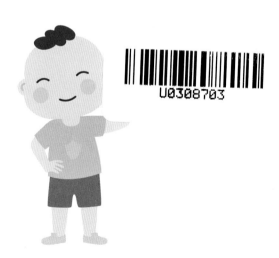

中国轻工业出版社

图书在版编目（CIP）数据

李爱科谈增强免疫力 孩子少生病 / 李爱科编著 . —北京：
中国轻工业出版社，2021.5
　ISBN 978-7-5184-3399-5

　Ⅰ . ①李… 　Ⅱ . ①李… 　Ⅲ . ①中医儿科学 - 基本知识
Ⅳ . ① R272

　中国版本图书馆 CIP 数据核字（2021）第 029366 号

责任编辑：付　佳
策划编辑：翟　燕　付　佳　　责任终审：张乃柬　　封面设计：悦然文化
版式设计：杨　丹　　　　　　责任校对：朱燕春　　责任监印：张京华

出版发行：中国轻工业出版社（北京东长安街 6 号，邮编：100740）
印　　刷：北京博海升彩色印刷有限公司
经　　销：各地新华书店
版　　次：2021 年 5 月第 1 版第 1 次印刷
开　　本：710×1000　1/16　印张：12.5
字　　数：220 千字
书　　号：ISBN 978-7-5184-3399-5　定价：49.80 元
邮购电话：010-65241695
发行电话：010-85119835　传真：85113293
网　　址：http://www.chlip.com.cn
Email：club@chlip.com.cn
如发现图书残缺请与我社邮购联系调换
200513S3X101ZBW

内容提要

　　为什么有的孩子，每逢天气变化，就会被感冒发热盯上？为什么身处同样的环境，二宝的身体就没有大宝好？为什么有的孩子没有同龄孩子个子高？面对突如其来的新型冠状病毒肺炎，为什么一些婴幼儿也会中招？其实，这都是免疫力决定的。免疫力强的孩子，身体就结实，不易受病菌的侵袭，不易受常见病的困扰；免疫力弱，体质差，孩子就容易生病。

　　本书是"京城小儿王"刘弼臣嫡传弟子李爱科大夫30余年的儿科经验分享，系统地介绍了中医的免疫力是什么，揭示了孩子免疫力低的小信号，告诉家长如何增强孩子的免疫力。书中方法包括日常生活保健、饮食调养、小儿推拿按摩、中医中药验方等，并针对小儿多发病给出合理有效的调治方案，旨在给家长朋友提供科学实用的育儿指南，助力孩子健康成长！

我在中医儿科工作了 30 多年，一直牢记师父刘弼臣先生的教诲，精诚照拂每一位来看病的孩子。但每当看到家长们带着平时天真可爱的孩子病病歪歪地来找我，我内心就觉得很不好受。孩子生病了，人发蔫，精神不好，饭吃不香，觉睡不好，看起来很令人心疼。

从事儿科诊疗这么多年，看诊的孩子往往得的都不是什么大病，80% 以上都是感冒、积食、发热、腹泻这些常见问题。但孩子每一次生病，都是一场考验——孩子身体遭罪，家长内心焦虑。

我特别能理解家长的心情，也愿意将师父刘弼臣的真传和自己在临床过程中总结的育儿经验和大家分享。

免疫力，孩子身体健康的本钱

每当流感高发的季节，不少的孩子都会中招——咳嗽、发热伴随而来。总有家长不解地问我："为什么我家孩子一到换季，总躲不过流感的侵扰呢？"我便会告诉他们，是因为孩子的免疫力低，经受不起风吹草动。有的家长感到困惑：免疫力不是西医的概念吗，中医也谈这个？我笑笑说："我们中医也讲免疫力，中医的免疫力指的是人身体内的正气，也就是可以抵御外界邪气的力量。人体正气充足，主要靠的是心肝脾肺肾五脏坚实。"

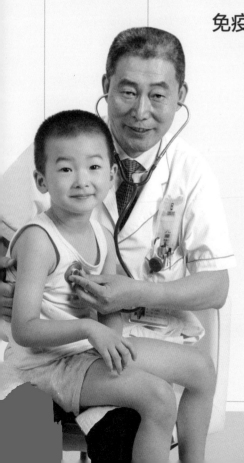

肾是生命的原动力，肾好的孩子身体才棒

中医认为，肾为先天之本、生命之源，它与一个人的生命孕育、出生、发育、生长、衰老密切相关。拥有强大的肾，是孩子身体健康的基石。

我认为，养肾护先天要从两方面做起：其一，孩子先天充足需要靠父母的肾精给予，一出生就已经决定了。因此，爸爸妈妈一定要保护好自己的肾精，做到不伤神（不操心过度）、不耗精（不过劳），生下的孩子才能体格健壮。其二，"腰为肾之府"，要护好肾，首先要护好腰。不要让孩子的腰部受凉。尤其是冬季，一定要做好孩子腰部的保暖工作。夜晚睡觉，不能让孩子的腰背露在被子外面。

病从"孔"入，肺强健百病不侵

中医认为，"肺主一身之气"，是人体最重要的呼吸器官。肺主皮毛，还是身体的卫士，有抵御外邪入侵的作用。肺强免疫力就强，病原体就不易侵入。

越小的孩子肺的功能越弱，可能稍不注意，外邪就会侵犯肺部，就容易感冒、发热、流鼻涕甚至咳喘。

不少家长都认为孩子的肺需要暖养，会给孩子穿很厚的衣服。天气刚开始变凉，当大人还穿一件长袖的时候，就已经给孩子穿上厚厚的毛衣，认为给孩子穿得严严实实的，不让风吹着，就不会感冒了。这样做真的对吗？

中医大家孙思邈在他的《千金要方》中说："不可令衣厚……儿衣绵帛特忌厚热，慎之慎之。"也就是说，给孩子穿衣服不可过厚，否则容易生病。

可见，孩子越是穿得厚越爱得病。因为穿得太厚，容易生内热，变得筋骨软弱，对自然界气候变化的适应能力下降，对寒冷的耐受能力差，容易出现反复感冒、发热这些外感疾病。因此，要想让孩子少被感冒盯上，重要的还是要培补肺气，增强抵御外界邪气的免疫力。

孩子身体好不好，80% 取决于脾胃

脾是后天之本，作用是运化吃进去的食物，将之转化成身体所需要的精微物质。孩子的脾运化功能弱，易饥、易饱，饮食稍有不当就会损伤脾胃，出现厌食、呕吐、泄泻、积滞等现象，严重的话还会引发其他病症。所以说，孩子身体好不好，80% 取决于脾胃。

有的家长觉得孩子能吃是好事，只要孩子肯吃，就使劲喂，孩子不愿意吃，还连跑带追地给孩子喂食。所以，这几年看到积滞的孩子尤其多，而且年龄越来越小。

这里，我告诉各位家长朋友一个判断孩子是否脾虚的简单方法，方便大家了解孩子的身体状况，做到对症施治。

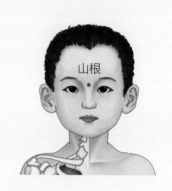

一般长时间脾虚的孩子，脸色萎黄，鼻根部位有青筋（鼻根部是指人两眼内眦之间的部位，它是鼻子的起点，中医又称为山根）。有的孩子像长了小眼袋一样，有的孩子爱流口水，还有的爱哭闹，都是脾虚的表现。

心肝不上火，孩子睡觉香、长高个儿

中医认为"小儿心常有余，肝常有余，阳常有余"，"有余"就是多的意思，也就是说孩子是纯阳之体，心火和肝火大，常表现为睡眠不安、夜啼、睡觉磨牙、眼睛干涩红肿等。孩子睡眠不好，自然影响消化和长个儿。所以，护好孩子的心和肝，尽量别让孩子上火。不过上火也有轻重之分，上火轻，饮食注意一点就好了；上火重，可能就得用一些清热的食疗方甚至药物调理了。

以上就是我 30 多年儿科工作的经验总结，更详细的内容在书里都有体现。希望这些知识能给孩子们带来福音，也能给家长朋友带来实实在在的育儿帮助。让每一位孩子健康快乐地成长，是我作为一名儿科大夫的最大心愿！

2021 年 2 月 6 日

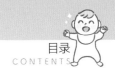

为什么有的孩子身体棒，有的孩子常生病

孩子体质不同，适合孩子的才是最好的

养好肺，固好抵御疾病的第一道防线

发热、咳嗽、鼻炎、哮喘，从肺调理见效快

肾为先天之本，固好本，孩子结实更聪明

不长个儿、常尿床、发育迟缓，根本要固肾

养好心和肝，孩子睡觉香甜不上火

磨牙、夜啼、多动，心肝不和在作怪

糟糕情绪伤身体，要给孩子解郁宽心

1

为什么
有的孩子身体棒，
有的孩子常生病

孩子身体棒，拼的是什么

为什么二宝比大宝更容易生病

许多家长带娃都会有这样的困惑：为什么自己的宝宝每逢季节变换就感冒，没有同龄宝宝身体结实？为什么按照同样的方法育儿，二宝的身体却没有大宝好，动不动就生病？其实，原因很简单——孩子身体棒不棒，拼的是免疫力。

二宝风一吹就感冒，是怎么回事

一位年轻的妈妈，带着5岁的小男孩走进了我的诊室。还没等我开口问话，孩子妈便焦急地向我倾诉："李大夫，这孩子太让人操心了，一有风吹草动就感冒，他哥哥比他大2岁，平时很少生病。我很纳闷，同样是带孩子，为什么二宝就没有大宝结实呢？"

我仔细观察过孩子：个子不高，胖墩墩的身材，脸色发黄，舌苔厚腻。我问孩子的妈妈："宝贝是不是喜欢吃肉和零食？"妈妈连连点头。我又问："孩子是不是一感冒就容易咽喉肿痛？"妈妈又点头说："是这样的，总是嗓子疼，还经常发热。"

我说："孩子经常外感的原因其实很简单，就是吃肉和零食太多，经常积食，导致脾胃虚弱，使免疫力下降，最终身体才变弱的。"

我给孩子开了调脾胃的药，并建议家长在孩子的饮食调理上下功夫，逐渐改变孩子吃肉和零食太多的习惯。经过一段时间细心的调理，孩子的体质增强了，现在很少感冒了。

• 中医的免疫力指什么

一提到免疫力，许多家长朋友都认为是西医的概念。其实，中医同样讲免疫力。中医的免疫力指的是人身体内的正气——可以抵御外界邪气的力量。这种正气从何而来呢？保护好孩子的心、肝、脾、肺、肾，只有把五脏调顺畅了，孩子的免疫力才会增强。在五脏当中，要特别注意脾肺肾的保养，因为它们是孩子身体各种问题的根源。

• 顺着脾肺肾的脾气养，孩子才不易生病

只有根据每个脏器的特点来补，顺时、顺势而为，这样才能把脏腑调理结实，孩子才不容易被疾病盯上。

脾
喜燥恶湿

"喜"为喜好之意，"恶"为讨厌畏惧之意。中医认为，脾阳气充盛，则运化水液的功能正常，水湿便不会在体内潴留，湿邪就不会盯上孩子；而脾虚不运则容易生湿，湿邪困脾，往往会导致脾出现不适。

要保护好孩子的脾，必须注意饮食，做到饮食有节，不偏食、挑食，也不暴饮暴食，少吃零食及过甜、过冷、油腻、辛辣食物。另外，别让孩子在潮湿阴冷的环境中玩耍，以免湿气困脾。

肺
喜润恶燥

干燥是秋天的主气，肺又是孩子最娇嫩的器官，所以秋天的燥气最容易损伤孩子的肺。因为秋燥伤肺，到冬季就容易患呼吸系统疾病，比如咳嗽、支气管炎、肺炎等。

秋季护好孩子的肺，最有效的办法是让孩子多喝水。秋季要比其他季节每天多喝 200 ~ 300 毫升水。

秋季养肺，还应该让孩子多吃白色食物。按照五行和五脏对应的理论，秋季通肺，代表颜色是白色。因此中医认为，多吃白色食物有利于润肺，比如山药、莲子、银耳、雪梨等都有滋阴润肺的功效。

肾
喜温恶寒

中医认为"腰为肾之府"，腰部是肾脏所在地。所以说，加强腰部的保健相当于滋养肾脏。

要做好孩子腰部保健，首先要时常按摩孩子腰部，按摩腰部以有温热感为宜，每次按摩 5 分钟左右即可。按摩腰部，能促进肾精的生发和肾部气血的运行，有助于滋养肾脏。

还要做好孩子腰部保暖防寒工作。因为肾喜温恶寒，如果腰部常被寒冷之气侵袭，则会使气血紊乱，所以要妥善护理好孩子腰部，别让腰部受寒。

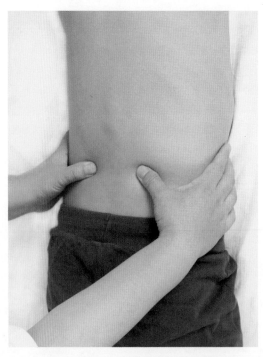

按摩孩子腰部，可促进肾脏气血运行

育儿 Tips

中医说的"外邪"指什么

中医说的"外邪"指的是自然界的六种邪气，即风、寒、暑、湿、燥、火。这些都是致病的条件。当孩子身体正气不足、免疫力下降的时候，外界邪气就会乘虚而入，孩子就容易生病。因此，只有增强孩子自身的免疫力，才能具备抵御外邪的力量。

抗病能力强，靠的是什么

前面说过，中医的免疫力指的是人身体内的正气，是身体内的防御系统，这是阻挡外界邪气入侵的门户。免疫力强的孩子，抗病能力才强。

• "正气存内，邪不可干"

拿孩子经常遇到的感冒来说，感冒病毒在我们周围到处都是，空气里有，我们的鼻腔里也有，但为什么有些孩子不易感冒？因为他们身体里的正气把这些病邪挡住了，不让它往身体里钻，这就是中医讲的"正气存内，邪不可干"的道理。而一旦正气变弱了，外邪就会从口鼻大举入侵，往体内进军、驻扎。按照现代医学的说法，就容易造成上呼吸道感染。

• 正气是靠什么来运行的

孩子身体内的正气是靠什么来运行的呢？答案是经络。一般情况下，身体本能地知道有多少病毒（外邪）积聚在孩子周围。打个比方，如果有"外敌"在鼻腔处伺机侵入，身体就会及时报警，有 100 个"外敌"，经络就会运送 100 个"士兵"到前线抵抗外邪，这是身体的本能。

• 正气不足的孩子，很容易被外邪侵犯

身体健康的孩子可以随时调整经络的状态，加快速度将"士兵"运送过来。可体质弱的孩子调整能力差，遇到这种情况，经络就会阻滞，由于经络阻滞，运送"士兵"的能力下降，敌强我弱，无力抵挡强悍的"外敌"，"外敌"便会长驱直入。所以，正气不足的人，一旦气温突然降低，身体很容易被外邪侵犯。中医管这种因寒冷导致的外邪入侵叫"寒邪"来袭。

除温度降低外，导致感冒还有其他因素，比如外界湿气增大，中医称这种感冒的罪魁祸首是"湿邪"。还有，秋天天气干燥，人体内的津液蒸发比较多，中医认为此时是"燥邪"为患。任何导致经络不通畅的因素，都会引发外邪长驱直入。

育儿 Tips

影响孩子经络畅通的重要因素是什么

在影响孩子经络通畅的各种因素里面，"温度降低"占了大多数。古代医圣张仲景写的中医经典《伤寒杂病论》里只取一个"寒"字，就说明了这一点。

家长如何做，孩子才能少生病

• 掌握育儿知识，做智慧家长

许多家长病急乱投医，成天在网络上说：我的孩子总感冒，怎么办？我的孩子咳嗽起来就没完没了，怎么办？

有智慧的家长是什么样的呢？就是掌握了中医育儿知识后，知道从日常生活中如何照顾孩子，让孩子少生病。养育孩子就像是栽培一盆植物，想让植物长势好，就得在培育过程中尽心尽力地去了解它的习性，知道它是喜水还是喜旱，知道天冷了要把它搬到屋里，天气好要让它晒晒太阳。照顾孩子也是如此，绝对不能大意马虎。

• 牢记中医养子法则

想养好脾胃，记住三点

给孩子喝太多冷饮，就好比给孩子的脾胃迎头浇了一大盆冷水，脾胃自然会生寒；让孩子吃干硬的食物，就好比给孩子脾胃中填上了"石头"，脾胃会受不了；让孩子吃得太多，就好比是对孩子的脾胃施虐，孩子很容易消化不良。时间久了，孩子的脾胃就会变虚，身体自然也就垮了。

事实上，孩子的脾胃对食物是有所偏好的。它喜欢喝粥、吃软一点的食物，不喜欢凉的东西。而且，孩子的脾胃不适合吃得太撑，那样会影响它的正常功能。

育儿 Tips

什么是"养子十法"

中医古籍《活幼便览》一书中提到了养子十法，里面说到"吃热、吃软、吃少则不病，吃冷、吃硬、吃多则多病。忍三分寒，吃七分饱，频揉肚脐，一要背暖，二要肚暖，三要足暖，四要头凉，五要心胸凉"。

多数家长都不会给孩子穿衣服

"忍三分寒，吃七分饱"，这话太对了。意思是不要刻意给孩子穿太多衣服，不要给孩子吃太多饭，七分饱就足够了。

许多家长都觉得孩子比较小，怕孩子冷着受凉，因此总是给孩子里三层、外三层地裹得严严实实，结果弄得孩子不是脾生火，就是肺有热。

小孩子并不一定能够清楚地表达自己是冷还是热，家长该怎样辨别呢？答案是：按照自己的冷暖标准给孩子穿衣就行了。

孩子的腹部以及后背等部位很容易受到风寒、湿邪等侵袭，平时应该给孩子准备一件小背心，这样就能帮助孩子保暖。

孩子不宜"捂"得太厉害，
尤其是头部更不宜过度保暖

至于"吃七分饱"，就是不要给孩子吃太饱、太杂，孩子不想吃了，千万别强迫进食，更不要追着喂食，否则会伤了脾胃，甚至导致消化不良。

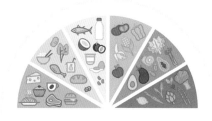

日常饮食要讲究荤素搭配，
别让孩子偏食

孩子免疫力下降，有哪些小信号

根据我多年的儿科临床经验总结，免疫力低的孩子总会伴随一些身体的小信号。如果家长朋友能够发现这些小信号，并以此为突破口，就能找到增强孩子免疫力的方法。

每逢换季，总被感冒、发热盯上

●经常感冒、发热的孩子，消化也不好

有的孩子每逢换季总会被感冒、发热盯上，这些孩子平时大多有吃饭不香、消化不好的表现；有的孩子连续两三天也不大便，偶尔排便还会出现便干、便秘等情况。中医认为这是脾肺不和的表现，调理需要健脾养肺。

●脾为土，肺为金，土能生金

中医认为，脾属土，土为万物之母，亦是人身之母。而脾与肺的关系是土生金的关系。脾土不好了，肺金的功能也会跟着变差。脾胃不好的孩子就容易感冒、发热、咳嗽。

古代行军打仗，经常说"兵马未动，粮草先行"。如果把孩子的身体比作一支军队，那脾胃就是负责粮草的押运官，要想让孩子身体棒棒的，就必须先把脾胃调理好。

●中医常用补脾的办法养肺

因为小儿"脾常虚"，脾气虚会使肺气不足，也就是"土不生金"，调理时应该用"培土生金"的办法。适合用补脾的办法养肺，以减少呼吸系统疾病的发生。

一受凉就拉肚子

有些孩子手脚总是冰凉的，每逢天气转凉还容易腹痛、腹泻。这说明孩子的免疫力不足以阻挡寒气，想改善就需要给孩子驱寒补阳气，增强免疫力。

巧用揉腹法，治好孩子受凉腹泻

一位老太太带着6岁的孙女来找我看病。老太太说，她的孙女正受肚子疼、拉肚子的折磨。虽然想了不少办法，但问题没有得到根本解决。

我看了看孩子，她脸色发白，双手冰凉，腹部也不温暖。我问老太太："孩子是不是一遇天气转凉或者稍微吃点凉东西就肚子疼呢？"老太太点头称是。显然，孩子拉肚子是受寒引起的。

明确了病因，我用推拿的方法给孩子做调理，顺时针摩腹十多分钟之后，孩子的肚子就不疼了。我把这个方法告诉孩子的奶奶，让她回家每天坚持给孩子揉腹15～20分钟，坚持了一段时间，孩子受凉腹泻的问题解决了。

● 孩子受凉拉肚子，要把体内的寒气赶出去

中医认为，孩子的身体是纯阳之体，因此无论在什么季节，手脚部位都应该是温暖的，但现在的很多孩子手脚总是冰凉的，并且赶上天气变凉就拉肚子，这说明孩子体内寒气过重。

引起孩子体内寒气重的原因有：喜欢喝冷饮、吃凉的东西；总待在空调房里，很少出去活动；睡觉时不老实，喜欢蹬被子……孩子体内寒气重，不仅会影响生长发育，还容易生病。所以，要想孩子身体健康，就要把寒气赶出去。

让孩子身体温暖起来的办法有很多，除了揉腹，还可以喝温热的姜糖水；多进行户外运动，让身体动起来；经常泡泡脚。以上方法都能让身体变温暖。

面色苍白，一受风就咳嗽

有的孩子身体稚嫩，免疫力差，容易被外邪侵犯。肺脏尤其娇嫩，特别容易被外邪伤害。风寒、风热之邪从口鼻侵入肺脏，肺失宣降，肺气上逆，就会引发咳嗽，而且咳嗽的时间长。这些孩子平时体质较差，肺气虚弱，需要培补肺气以增强免疫力。

●用山药补肺气，咳嗽好得快

山药性平味甘，不燥不腻，入肺、脾、肾经，是健脾补肺、益胃补肾的上品。山药有补气的作用，将肺气补足，就能用自身的力量将残留的邪气驱逐出去，改善咳嗽。

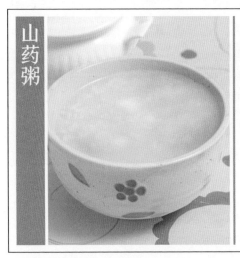

山药粥

材料 山药 100 克，大米 80 克。

做法

① 将大米淘洗干净，倒入锅中；山药去皮后洗净，切丁。

② 将山药丁和适量水加入锅中，大火煮沸，转小火煮至米烂，关火即可。

用法 早晚趁热各喝 1 碗。

功效 这款粥可补脾益肺，尤其对肺肾亏虚引起的干咳少痰、潮热盗汗有很好的调理效果。

育儿 Tips

孩子什么情况下能吃山药，什么情况下不宜吃山药

如果孩子脾虚导致大便不成形，可以适量吃些山药；但如果孩子已经有点便秘，就不宜食用，因为山药有固涩的作用。

山药调理咳嗽并非直接针对病灶，而是间接地补足了脾阳，最终还是凭着体内的正气驱除了外邪。

李爱科谈
增强免疫力孩子少生病

孩子生病，家长如何护理

孩子生病后的调理，一般可以分为两个阶段：

• 第一个阶段：在疾病急性发作的时候，可以用药

原则是药量尽量小，力到为止，因为药物皆有偏性，所以要尽量用最少的药味数、最小的分量，不可贪多贪大。家长要严格遵循医生的嘱咐给孩子用药。

不少家长来找我的时候，一般都会带着以往的病例，我翻开病例，看到许多方子，上面药物的味数和分量比大人的还大，这让我很担心。而且这些药物服用了很长时间都没有效果。

• 第二个阶段：疾病平稳期，尽量采用食疗、推拿等方式

疾病的平稳期，采用食疗、推拿等方式逐渐改善、巩固第一阶段的效果，是调理孩子身体的好方式。需要提醒家长朋友，调理孩子的身体，如果按照时间来分配，如果一百天内，可能只有五六天是在治疗急症，需服用药物，剩下的九十几天都是通过食疗或是通过外治的方式来调理的。

因此，在绝大多数时间，是通过食疗、推拿等方式来调理孩子的身体，而不是药物。

• 早捏脊，晚摩腹，孩子疾病平稳期的保养方法

孩子疾病平稳期，家长需要掌握两个推拿手法：早捏脊，晚摩腹。二者配合，对促进孩子身体康复效果非常好。

捏脊作用于脊柱两旁，主要起刺激皮下神经、激发身体功能的作用。中医将后背的正中线叫督脉，意思是总督全身经脉，捏脊能起到升举阳气的作用，所以晨起捏脊效果最佳（具体方法见 31 页）。

中医讲腹为阴，摩腹有养阴作用，晚上摩腹有利于促进消化，进而改善孩子的睡眠，保证身体得到充分的休息（具体方法见 117 页）。

增强免疫力，中医有办法

不过时的育儿老理儿不要忽视

"春捂"指的是春天乍暖，不要过早脱掉棉衣；"秋冻"是指秋天天气变冷，不要过早添加衣物。"春捂秋冻"虽然是育儿老理儿，但不过时，它有利于保护孩子的肺脏。

如何科学"捂"

每天关注天气预报
如果第二天冷空气要来，要降温，那厚衣服就一定要提前给孩子捂上。如果天气预报提示昼夜温差较大，大于 8℃，那孩子早上出门的时候，也得捂上。

对待孩子的穿衣问题一定要"慢半拍"
比如气温已经稳定回升了，也要给孩子再"捂"一周，待气温趋势确实稳定了，再减衣物。

不能一味地"捂"，该脱也要脱
如果白天气温维持在 15℃ 以上，已经持续几天，就可以给孩子减衣服了。

怎样正确"冻"

"秋冻"应在初秋时节进行。这时暑热未消、天气凉爽，可以让孩子继续穿夏季衣服。到了深秋，就不能再"冻"了。
秋天有昼夜温差大的特点，要给孩子准备一件外套，变天或者早晚及时穿上。

如何让孩子少玩手机，多接地气

有不少孩子，平时总喜欢在家里玩手机、看动画片、玩各种玩具，哪都不想去。其实这样做对身体有害无益。

● 孩子宅在家里，脾胃消化功能会受影响

孩子长时间在家里宅着，脾胃的消化功能会受到很大影响。久坐不动，加上窝在沙发里看电视、手机，胃受到压迫，不利于消化，容易引起消化不良、积食。另外，长期一个姿势玩手机、看电视，很容易造成颈椎劳损，引起头晕、背痛等不适，还会造成脊椎发育不良。在室内长期待着，接触的新鲜空气、阳光都不够，也不利于孩子骨骼、肺部发育。

● 多让孩子与土地接触

中医认为，脾脏属土。古人是很崇尚"土"的，因为粮食、蔬菜、瓜果都是长在土地上的。可以说，离开了土地，人类就没法生存。多让孩子与土接触，就是与大自然接触，这不仅对孩子的身体有好处，对孩子的性情也很有益处。

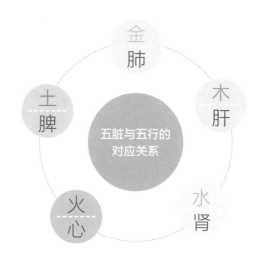

● 如何玩土，安全又健康

家长可以带孩子到僻静的乡村或者郊外，让孩子尽情地在土地上打个滚儿，在沙土堆里玩玩沙，可以用泥巴捏各种各样可爱的小动物。还可以给孩子做一个沙包，一起玩掷沙包的游戏……这都是让孩子亲近泥土、接地气的好方法。

但需要提示各位家长，孩子玩土的过程中，最好有大人陪同。玩完应让孩子马上洗手。在玩的过程中如果孩子手腕部皮肤出现皮疹且有瘙痒感，则要停止孩子继续玩耍，应带孩子到皮肤科就诊，看是否得了沙土性皮炎。

特色户外运动，让小嫩苗变强壮

现在的生活条件比以前改善了，但是很多孩子的体质远不如过去的孩子，体弱多病的孩子越来越多。一遇到天气变化，来门诊看病的孩子就会明显增多。

● 越是长在温室里的孩子，越容易反复生病

以前，没有电脑、手机，许多孩子都会到户外玩耍。在这种氛围中活动成长，孩子们很少被疾病盯上。而现在的孩子，出门的机会明显减少。环境的改变是一方面的原因，另一方面，是因为有部分家长担心孩子生病，遇到天气变冷，就尽量减少孩子出门的机会。其实，越是长在温室里的孩子，越容易反复生病。

● 坚持适度运动

对于学龄期的孩子，有许多运动项目可以选择，比如游泳、打乒乓球、跳绳、踢毽子、骑自行车等，这些运动都对孩子的生长发育有一定帮助。

球类运动	骑自行车	游泳
玩球的时候需要跑、跳，能很好地调节孩子的呼吸功能，让孩子呼吸顺畅，少受呼吸疾病的困扰。如果家长陪孩子一起玩，更能促进亲子关系。	骑车可以活跃全身气血和四肢关节。只要选择安全路段，就能让孩子锻炼出强健的体魄。	游泳是很好的有氧运动，且不会对骨骼、关节造成冲击和磨损。对于正在长身体的孩子来说，游泳能增强脾胃功能，促进食物消化吸收，提高身体免疫力。

孩子每次活动的时间也要达到一定量。许多家长带孩子去户外锻炼经常时间达不到要求，也起不到良好效果。

2 岁以下的孩子 ➡	每天上下午应该各活动 30 分钟
2 岁以上的孩子 ➡	每天应该有 2 小时左右的户外自由活动时间

捏捏小手、推推背，就能增强免疫力

现在不少孩子为什么免疫力低呢？中医认为是体内阴阳不平衡造成的。许多家长担心孩子长不高、长不快，时常给孩子做各种营养丰富、高热量的饭菜，吃进去的食物超出脾胃消化能力，伤阴伤血。另外，经常喝冷饮、食用凉性水果等也会损伤阳气。时间一久，孩子的免疫力就会降低。中医认为，经常做做推拿，有助于增强孩子的免疫力。

扫一扫，看视频

补肺经

〔取穴〕无名指掌面指尖到指根成
　　　　一直线。
〔方法〕用拇指指腹从孩子无名指
　　　　指尖向指根方向直推肺经
　　　　100 次。
〔功效〕补肺经能补益肺气，增强
　　　　孩子体质。

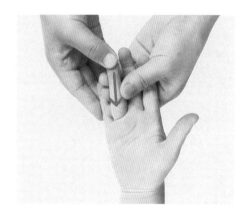

捏脊

〔取穴〕后背正中，整个脊柱，从
　　　　大椎至长强成一直线。
〔方法〕用食、中二指自下而上提
　　　　捏孩子脊柱正中。捏脊通
　　　　常捏 3 ~ 5 遍，每捏三下
　　　　将背脊皮肤提一下，称为
　　　　"捏三提一法"。
〔功效〕捏脊可调节脾胃功能，提
　　　　高孩子的免疫力。

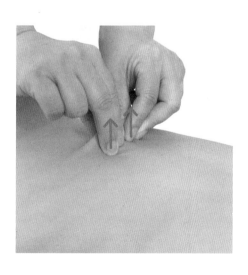

常喝两款粥，孩子四季少生病

常言道，粥膳最养人。要让孩子一年四季少生病，可以常喝以下两款营养粥，以增强免疫力。

● 春夏季：百合莲子绿豆粥

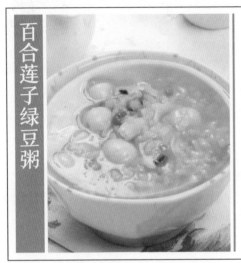

百合莲子绿豆粥

材料　大米 60 克，干百合 10 克，绿豆 50 克，莲子 25 克。

调料　冰糖 5 克。

做法

❶ 大米洗净，用水浸泡 30 分钟；干百合洗净，泡软；绿豆、莲子洗净后用水浸泡 4 小时。

❷ 锅内加适量清水烧开，加入大米、莲子、绿豆煮开后转小火。

❸ 煮 50 分钟后，加入百合、冰糖煮 5 分钟，至冰糖化开即可。

● 秋冬季：黑米红枣粥

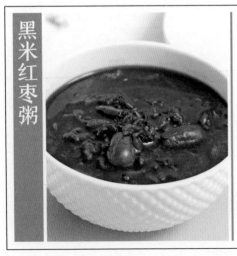

黑米红枣粥

材料　黑米 60 克，红枣 6 枚，大米 20 克，枸杞子 5 克。

做法

❶ 黑米洗净，浸泡 4 小时；大米洗净，浸泡 30 分钟；红枣洗净，去核；枸杞子洗净。

❷ 锅内加适量清水烧开，加入黑米、大米，大火煮开后转小火。

❸ 煮 40 分钟，加红枣煮 10 分钟，再加入枸杞子煮 1 分钟即可。

孩子体质不同，
适合孩子的才是
最好的

体质影响孩子一生健康

孩子体质的强弱，究竟和遗传有关系吗

不知道各位家长是否注意到，在同样的环境和条件下，遇到天气变化或流感，有的孩子容易生病，有的孩子则不生病，这是什么原因呢？

中医认为，这种现象与体质的强弱有关。《黄帝内经》中介绍："人之生也，有刚有柔，有弱有强，有短有长，有阴有阳。"意思是说，人生在世，由于个人禀赋不同，性格有刚强、柔弱之分，体质有强壮、瘦弱之别，身形有长短之分，体质及生理功能活动有偏阴、偏阳之异。

所谓"体质"，是指人的身体素质，即人体秉承先天（指父母）遗传，又受后天多种因素影响，所形成的与自然、社会环境相适应的功能和形态上相对稳定的固有特性。它反映机体内阴阳运动形式的特殊性，这种特殊性由脏腑盛衰所决定，并以气血为基础。

● 孩子的体质受先天因素的影响

"世界上有多少片叶子，就有多少不同的人"，人们的天生禀赋各不相同。在体质形成过程中，先天因素起着决定性的作用。先天因素是指小儿出生以前在母体内所禀受的一切特征。中医学所说的先天因素，既包括父母双方所赋予的遗传性，又包括子代在母体内发育过程中的营养状态，以及母体在此期间所给予的种种影响。同时，父亲的元气盛衰、营养状况、生活方式、精神因素等都影响着"父精"的质量，也会影响子代禀赋的强弱。

因此说，父母的先天因素决定孩子的身体健康。

一方水土养一方人，孩子体质也受环境影响

中国人的饮食习惯大致分为"南甜、北咸、东辣、西酸"，造成不同地区的人口味不同的原因是什么呢？这与气候和环境有关。各地气候不同，人们只有调整日常饮食来应对不利于身体健康的气候。不同的气候和环境，以及不同地域的饮食习惯，就是形成不同体质的重要因素。也就是说，不同的环境造成了不同的体质。

所谓"一方水土产一方物，一方水土养一方人"。孩子在什么地方住着，就应给他吃什么地方生长的食物，按照这个地方的环境和气候去调养孩子的身体，才能使孩子体质达到平衡。大家都知道，四川、湖南一带的大人小孩都爱吃辣椒，那么他们为什么爱吃辣呢？其实这与他们的生活环境有很大关系。四川、湖南一带多雨，气候比较潮湿，而寒、湿属于"六淫"（风、寒、暑、湿、燥、火），所以得想办法把体内的寒和湿排出去。辣椒味辛、性热，能除寒湿。为了适应多寒多湿的自然环境，身体就会产生一种祛寒湿的欲望，所以这些地方的人就喜欢吃辣椒。而北方气候干燥寒冷，如果吃太多辣椒，就会上火长痘。所以，北方人就不像南方人那样喜欢吃辣。

• 因时、因地去选择食物

每个地区因气候、地理位置的不同会生长出不同的作物，最明显的就是炎热之地多盛产寒性的水果，如香蕉、火龙果、甘蔗等，而寒冷地区多生长大葱、大蒜、洋葱等性温的食物，这些是适合孩子体质的东西，我们的孩子就要接受自然界给予的这份礼物，因时、因地去选择食物，这样才能少生病。

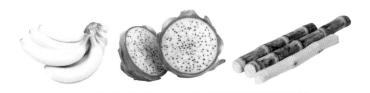

生长在炎热地区的孩子，可适当吃些寒性水果

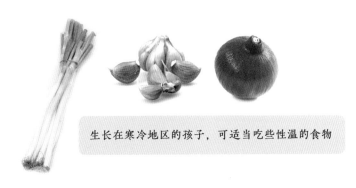

生长在寒冷地区的孩子，可适当吃些性温的食物

孩子体质不同，适合孩子的才是最好的

35

教你辨清孩子体质的简单方法

"阴阳"一词大家都很熟悉，在中医学里，处处体现着阴阳的思想。不仅用阴阳思想来说明人体的组织结构、生理功能、病理变化，还用阴阳指导疾病的诊断和治疗，指导人的养生保健。

● 如何从阴阳角度划分孩子的体质

中医认为，从阴阳角度划分人的体质，主要有三类：一类体质是偏阴的，一类是偏阳的，还有一类是既不偏阴也不偏阳的平和体质。所以，父母在判断孩子是偏阳还是偏阴时，要看这个孩子的体质特征是偏热还是偏寒，偏热是偏阳体质，偏寒是偏阴体质。

对于虚和实的判断，也可从阴阳角度找到根据，比如阴虚者多伴有上火、便秘等表现，阳虚者常常怕冷、喜温。虚就是不足，需要补；实就是过了，需要清泻。所以中医调理体质常用"虚则补，实则泻"的方法。

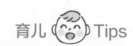

育儿 Tips

如何判断孩子的体质

在对孩子进行体质判断的时候要注意，不是说每一个孩子每一条都要符合，抓住主要矛盾即可，注意孩子所有的表现，是偏热较多还是偏寒较多，这一点才是最重要的判断标准。

体质	特点	主要特征	易患病症
偏阳体质	偏热、偏燥、偏动、偏亢奋	怕热，喜欢喝冰水	易患阳亢的热性病，如便秘、易上火、头晕、失眠、心悸、心慌等
偏阴体质	偏寒、偏湿、偏静、偏低沉	怕冷	易致阳气不足，脏腑功能偏弱，水湿内生，从而发展为临床常见的阳虚、痰湿、痰饮等

辨清虚实寒热，对症调理体质

动不动就感到疲乏，多是气虚

有的孩子稍微活动一下，就会感到气短乏力、大汗淋漓，常给人上气不接下气的感觉。这种孩子大多是气虚体质。气虚体质的调理以补气为主。

• 气虚体质的主要特点

总体特征

元气不足，以疲乏、气短、自汗（白天大量出汗）等气虚表现为主要特征

形体特征

肌肉松软不实

常见表现

平常说话语音低弱，气短懒言，容易疲乏，精神不振，容易出汗，舌淡红，舌边有齿痕

心理特征

性格内向，不喜欢冒险

发病倾向

易患感冒、咳嗽等病；病后康复缓慢

对外界环境的适应能力

不耐受风、寒、暑、湿邪

• 气虚体质调理方

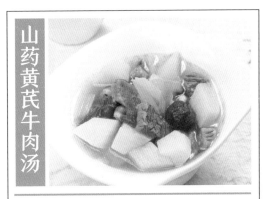

山药黄芪牛肉汤

材料 牛肉150克，山药100克，芡实、黄芪、桂圆肉、枸杞子各5克。

调料 葱段、姜片、盐、料酒各3克。

做法

❶ 牛肉洗净，切成块，焯去血水，捞出沥干；山药洗净，去皮，切成块；黄芪洗净，切片；芡实、桂圆肉、枸杞子分别洗净。

❷ 汤锅中放入适量清水，放入牛肉块、芡实、枸杞子、山药块、黄芪片、葱段、姜片，淋入料酒，大火煮沸后转小火慢煲2小时，放入桂圆肉，小火慢煲30分钟，加盐调味即可。

用法 建议每周食用1次。

功效 益气补虚，增强体质。

怕冷的孩子，多是阳虚体质

有的孩子非常不耐冷，每逢气温变化或冬季，不管穿多厚的衣服，都会手脚冰凉。这种孩子大多是阳虚体质。阳虚体质的调理以温补阳气为主。

● 阳虚体质的主要特点

总体特征
阳气不足，以畏寒怕冷、手足不温等虚寒表现为主要特征

形体特征
肌肉松软不结实

常见表现
平常怕冷，手足不温，喜欢吃热食，精神不振，舌淡胖嫩

心理特征
性格多沉静、内向

发病倾向
易患痰饮、肿胀、泄泻等病

对外界环境的适应能力
耐夏不耐冬；易感风、寒、湿邪

● 阳虚体质调理方

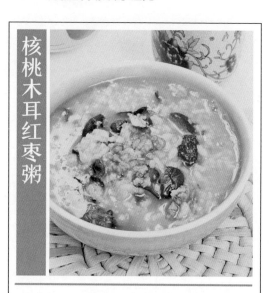

核桃木耳红枣粥

材料 干木耳 10 克，核桃仁 50 克，大米 60 克，红枣 10 枚。

调料 冰糖 5 克。

做法

① 木耳放入温水中泡发，去蒂，除去杂质，撕成片；大米洗净，用水浸泡 30 分钟；核桃仁洗净后，用刀压碎；红枣洗净，去核。

② 锅内加适量清水烧开，加入大米、木耳、核桃仁和红枣，大火煮开后转小火。

③ 煮至木耳熟烂、粥稠，加冰糖煮 5 分钟即可。

用法 建议每周食用 1 ~ 2 次。

功效 温阳，御寒，暖体。

阴虚体质的孩子容易上火、便秘

有的孩子容易上火，经常口燥咽干，晚上睡觉踢被子，时常被便秘盯上。这样的孩子大多是阴虚体质。阴虚体质的调理以滋阴潜阳为主。

● 阴虚体质的主要特点

总体特征
以口燥咽干、手足心热等虚热表现为主要特征

形体特征
体形偏瘦

常见表现
手足心热，口燥咽干，鼻微干，喜冷饮，大便干燥，舌红少津，脉细数

心理特征
性情急躁，外向好动，活泼

发病倾向
易患口舌生疮、便秘、发热等病症

对外界环境的适应能力
耐冬不耐夏；不耐暑、热、燥邪

● 阴虚体质调理方

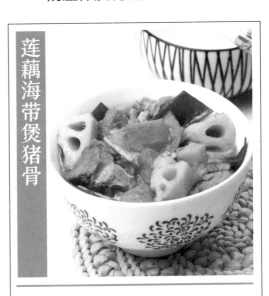

莲藕海带煲猪骨

材料 莲藕 80 克，猪骨 100 克，水发海带、胡萝卜各 50 克。

调料 盐 3 克，姜片少许。

做法

❶ 莲藕去皮，洗净，切块；海带洗净，切小片；猪骨剁成小块，焯去血水；胡萝卜去皮，洗净，切滚刀块。

❷ 汤锅中放入上述食材及姜片后置火上，加入约为食材 3 倍的水，大火烧开后用小火煲 1.5 小时左右，加盐调味即可。

用法 建议每周食用 1～2 次。

功效 滋阴润燥，清火。

小胖墩，大多体内有痰湿

现在的生活条件好了，小胖墩也越来越多了。由于家长的溺爱，孩子膳食不规律，造成痰湿积聚，时间长了就成为小胖墩。小胖墩多是痰湿体质，调理以健脾祛湿、化痰为主。

● 痰湿体质的主要特点

总体特征
痰湿凝聚，以形体肥胖、腹部肥满、口黏苔腻等痰湿表现为主要特征

形体特征
体形肥胖，腹部肥满松软

常见表现
面部皮肤易出油，多汗且黏，胸闷，痰多，口黏腻或甜，喜食肥甘甜黏，苔腻

心理特征
性格偏温和、稳重，多善于忍耐

发病倾向
易患肥胖、"三高"、脂肪肝等代谢性疾病

对外界环境的适应能力
对梅雨季节及湿重环境适应能力差

● 痰湿体质调理方

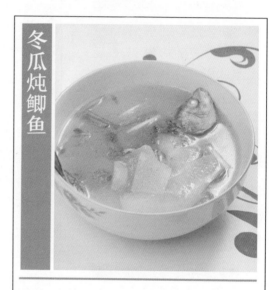

冬瓜炖鲫鱼

材料 鲫鱼1条，冬瓜150克。

调料 盐、葱段、姜片、香菜末各适量。

做法

1. 鲫鱼去磷、鳃和内脏，洗净，控水；冬瓜去皮除子，洗净，切成薄片。

2. 油烧热，先下葱段、姜片爆出香味，放入鲫鱼煎至两面黄时，加3大碗凉水煮沸。

3. 盛入砂锅内，加冬瓜片，小火慢煨约1小时至鱼汤呈奶白色，放入香菜末、盐即可。

用法 佐餐食用，食鱼肉、喝鱼汤。

功效 健脾祛湿，利尿。

起床时口有异味，是湿热在作祟

孩子起床时口中有异味或者觉得口苦，容易生痤疮。这种情况多是湿热体质惹的麻烦，调理主要以清热祛湿为主。

• 湿热体质的主要特点

总体特征
湿热内蕴，以面垢油光、口苦、苔黄腻等湿热表现为主要特征

形体特征
形体中等或偏瘦

常见表现
面垢油光，易生痤疮，口苦口干，身重困倦，大便黏滞不畅或干燥，小便短黄，舌质偏红，苔黄腻，脉滑数

心理特征
容易急躁心烦

发病倾向
易患疮疖、黄疸等病

对外界环境的适应能力
对夏末秋初湿热气候，湿重或气温偏高环境较难适应

• 湿热体质调理方

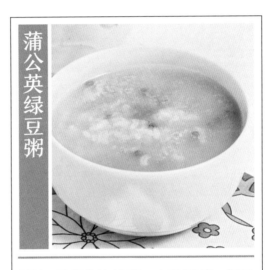

蒲公英绿豆粥

材料 干蒲公英10克，大米50克，绿豆20克。

调料 冰糖3克。

做法

❶ 干蒲公英用水泡软，洗净，切碎；绿豆洗净后用水浸泡4小时；大米洗净，浸泡30分钟。

❷ 锅内加适量清水烧开，加入蒲公英碎，大火煮开后转小火。

❸ 煮15分钟，去渣留汁，加绿豆和大米煮至熟烂，调入冰糖即可。

用法 每周食用1~2次，夏季食用效果更好。

功效 蒲公英有清热解毒、泻火利湿、消肿散结的作用，与绿豆、冰糖共同煮粥食用，可清热解毒、消疮除烦。

舌下络脉紫黑色，多半是血瘀

判断孩子是不是血瘀体质，要观察孩子的肤色是否晦黯，舌下络脉颜色是否过深，如果呈紫黑色，则多半有血瘀。调理血瘀体质，以活血化瘀为主。

● 血瘀体质的主要特点

总体特征

血行不畅，以肤色晦黯、舌质紫暗等血瘀表现为主要特征

形体特征

胖瘦均有

常见表现

肤色晦黯，色素沉着，容易出现瘀斑，口唇暗淡，舌暗或有瘀点，舌下络脉紫暗或增粗

心理特征

易烦，健忘

发病倾向

易患出血、肿胀、冠心病等

对外界环境的适应能力

不耐受寒邪

● 血瘀体质调理方

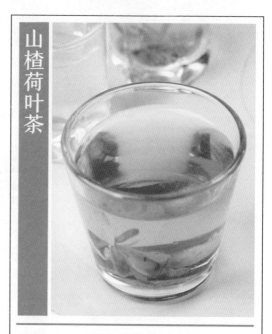

山楂荷叶茶

材料 山楂、荷叶各 5 克。

调料 冰糖适量。

做法

❶ 把所有材料一起放入砂锅中，加入适量清水，用中火煎 30 分钟。

❷ 在煎汁中加入冰糖调味即可。

用法 建议每周饮用 2～3 次。

功效 活血，消肿，化瘀。

孩子总是闷闷不乐，可能是气郁

有的孩子性格比较内向，经常闷闷不乐，阴雨天表现更为明显。这种孩子多是气郁体质，调理以疏肝解郁为主。

● 气郁体质的主要特点

总体特征

气机郁滞，以神情抑郁、忧虑脆弱等气郁表现为主要特征

形体特征

形体瘦者居多

常见表现

神情抑郁，情感脆弱，烦闷不乐，舌淡红，苔薄白

心理特征

性格内向不稳定、敏感多虑

发病倾向

易出现腹部胀满、慢性咽炎、胸胁胀痛、失眠多梦

对外界环境的适应能力

对精神刺激适应能力较差；不适应阴雨天气

● 气郁体质调理方

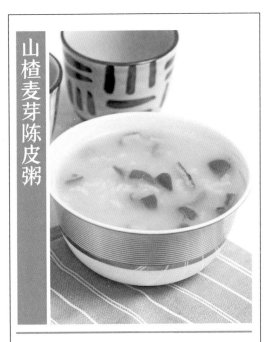

山楂麦芽陈皮粥

材料 大米 30 克，麦芽 20 克，山楂 15 克，陈皮 5 克。

做法

1. 麦芽、陈皮洗净；大米洗净，用水浸泡 30 分钟；山楂洗净，去核，切块。
2. 锅置火上，加适量清水烧开，放入麦芽、陈皮大火煮 30 分钟，再放大米煮开，加入山楂块，小火熬煮成粥即可。

用法 建议每周食用 1～2 次。

功效 健脾理气，疏肝解郁。

容易过敏的孩子往往是特禀体质

对外界环境适应能力差，换季时容易过敏的孩子往往是特禀体质。调理这种体质，以增强脏腑功能，提高对外界环境的适应能力为主。

● 特禀体质的主要特点

总体特征

以过敏反应等为主要特征

形体特征

形体无特殊表现，或有畸形，或有先天生理缺陷

常见表现

环境、气候、季节、食物、衣饰、日常用品等改变时，易出现皮肤、呼吸系统、消化系统等的异常改变。多见皮肤瘙痒、皮疹、咳嗽、哮喘、鼻塞、呕吐、腹泻等

心理特征

胆怯、自卑，对外界缺乏安全感，怕出门，易自闭

发病倾向

不同的过敏体质者表现也各不相同，多多患与皮肤、呼吸、消化等方面相关的过敏性疾病

对外界环境的适应能力

对春、秋季节适应能力差

● 特禀体质调理方

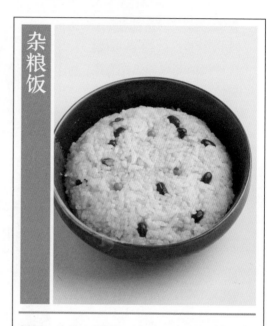

杂粮饭

材料 大米、糙米、小米、红豆、绿豆各30克。

做法

① 大米、小米分别洗净，大米用水浸泡30分钟；糙米洗净，用水浸泡2小时。

② 红豆、绿豆混合洗净，用清水浸泡5小时。

③ 将大米、小米、糙米、红豆、绿豆倒入电饭锅中，加适量水，按下"蒸饭"键，蒸至电饭锅提示米饭蒸好即可。

用法 建议每周吃1～2次。

功效 补养脏腑，强健身体。

精力充沛、不易生病的孩子，多是平和体质

有一些孩子，面色红润、精力充沛，比同龄孩子更有活力。这样的孩子多是平和体质。平和体质的孩子，不需要做特殊调理，没事在小手上的脾经、肺经、肾经做做推拿就可以了。

● 平和体质的主要特点

总体特征
阴阳气血调和，以体态适中、面色红润、精力充沛等为主要特征

形体特征
体形匀称健壮

常见表现
面色、肤色润泽，头发稠密有光泽，目光有神，嗅觉灵敏，唇色红润，不易疲劳，精力充沛，耐受寒热，睡眠良好，二便正常，舌色淡红，苔薄白

心理特征
性格随和开朗

发病倾向
平时患病较少

对外界环境的适应能力
对自然环境和社会环境适应能力较强

● 平和体质日常养护

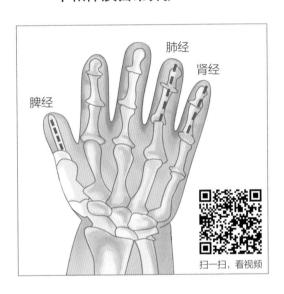

扫一扫，看视频

补脾肺肾三经

〔取穴〕拇指桡侧缘指尖到指根成一直线，是脾经；无名指掌面指尖到指根成一直线，是肺经；小指掌面指尖到指根成一直线，是肾经。

〔方法〕用拇指指腹分别从拇指、无名指、小指指尖向指根方向直推100次。

〔功效〕健脾，补肺，益肾，增强免疫力。

科学掌握孩子生理与病理特点

常言道："为人父母，不知医者为不慈。"呵护孩子身体健康，就必须了解孩子的生理、病理特点。

生理特点

脏腑娇嫩，形气未充

脏腑娇嫩。孩子出生之后，脏腑尚未发育完全，就像小禾苗一样，刚刚长出了头，非常娇嫩，一有风吹草动便容易受伤。

形气未充。孩子的形体与脏腑功能不像成年人那样充实强壮。如果天气突然变化，或者吃得太多，大人可以很好地调节、适应，但孩子一不注意就会生病。

生机蓬勃，发育迅速

中医认为孩子是"纯阳"之体，生机蓬勃、发育迅速，就像旭日初升。

病理特点

发病容易，传变迅速

孩子"脏腑娇嫩，形气未充"，一旦生病，就容易表现出"发病容易，传变迅速"的病理特点。《温病条辨·解儿难》中说，小儿"邪之来也，势如奔马；其传变也，急如掣电"，就是说孩子感受邪气发病，像马奔跑起来那样快，而变化起来又像闪电一样迅速。总之，孩子的病情很容易发生变化。

脏气清灵，易趋康复

孩子的身体和成人不同，成人经过社会与自然中风风雨雨的多年浸染，身体里多数有了痰湿、湿热、瘀血等，这些都会影响身体脏气的清灵通达，导致生病后痊愈变慢。然而，孩子的元气相对充足，脏气也很清灵，所以感受邪气生病后，正气就能够很好地被调动起来驱除邪气，从而利于康复。

养好肺，固好抵御疾病的第一道防线

你可能低估了
肺对孩子的重要性

肺为宰相，主管呼吸、通调全身气血

中医对肺有个美好的比喻，叫作"华盖"。盖，即伞；所谓"华盖"，原指古代帝王的车盖。由此可见，在人体五脏中，肺的位置最高，犹如伞盖保护位居其下的脏腑。

• 肺主气，司呼吸，是孩子生命的基础

中医认为肺主气、司呼吸。肺就像人体的吸尘器、中央空调，是气体出入、清浊交换的主要场所，有吐故纳新的作用。肺所负责的气体交换是一切生命活动的基础，对孩子生长发育有重要意义。

• 肺是治理百脉气血的"宰相"

《黄帝内经·素问》中有"肺者，相傅之官，治节出焉"之说。"治节"就是治理、调节的意思，这句话是说肺像丞相一样，辅助君主（心脏）治理、调节全身气、血、津液。肺这个"丞相"治理有方，五脏六腑才会各司其职，生长发育正常，就不易被外邪侵犯。如果肺虚，则"丞相"治节无能，五脏六腑就会各自为政，身体变得一团糟。

肺主皮毛，抵御外邪侵犯

《黄帝内经》中记载："肝主筋，肾主骨，脾主肉，心主脉，肺主皮毛。"精辟形象地说明五脏分管人体各个部位的健康。筋的问题，治肝；骨的问题，治肾；肌肉的问题，治脾胃；血脉的问题，治心；皮肤毛发的问题，治肺。

• 皮毛是抵御外邪的屏障

在中医眼里，肺不仅仅单指一个器官，而是包括鼻腔、口腔、皮肤、皮毛、气管等在内的整个系统。皮毛指一身之表，是人体最浅的一层组织，包括皮肤、汗孔、毛发等，是抵御外邪入侵的屏障。

• 肺调节体液代谢，滋养皮毛肌肉

体液代谢是人体重要的功能活动之一，在这方面肺的作用很大。肺被称为"水上之源"，因为脾运化的精气必须先输送到肺，然后肺再将津液像雨露一样输送到全身，充盈五脏，润泽皮毛。肺气充足，孩子的皮肤就会变得润泽光滑，反之就会变得暗黄无光。

• 皮肤与肺共同调节体温

体温的相对恒定是通过对体内产热和散热过程的调节来实现的。散热的主要部位是皮肤，人体散热的第二大器官即为肺脏。体温的相对稳定，在很大程度上取决于皮肤和肺功能是否正常。肺气充足的孩子，肌肤润泽、肌表固密，毛孔的开合就正常，体温调节能力就强，抵御外邪的能力也强，就不容易生病。

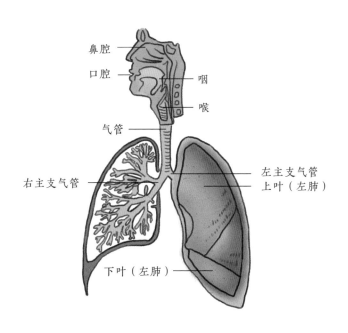

为什么我会给一些咳嗽、哮喘的孩子先通便

中医经常说"肺与大肠相表里"。那么，表里究竟是一种什么状态呢?

•肺和大肠就像一对夫妻

表里是一种关系，就好像夫妻，丈夫主外，妻子主内。肺为里，为妻;大肠为表，为夫。肺与大肠在病理的相互影响，表现为肺失宣降和大肠传导功能失调。

中医称大肠为"传导之官"，是水谷精微运化转输后，糟粕储存传导的地方。大肠与排便有关，如果孩子大便不顺畅或无力排出，实际上是气出了问题。这个气就是肺气，肺气下达于大肠，能够有节奏地推动糟粕沿着大肠管道向下传导。所以，有咳嗽、哮喘等肺部不适的孩子，中医常用通大便的方法调理。

•吃这些食物，补肺又润肠

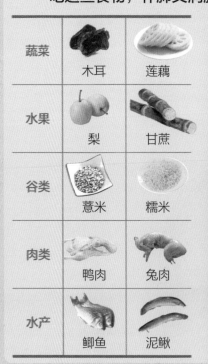

蔬菜	木耳	莲藕
水果	梨	甘蔗
谷类	薏米	糯米
肉类	鸭肉	兔肉
水产	鲫鱼	泥鳅

李爱科 医案

因肺虚引起的便秘，不宜清热泻火

一位家长带着 6 岁的男孩来看病，说是便秘，去医院看了没好。我观察了一下孩子，他总是流清涕，还一直咳嗽、气喘。家长说，前家医院的大夫说孩子便秘是因为上火了，然后开了几副清热泻火和通便的药，并让给孩子吃一些凉性的水果。谁料想，吃完药，孩子不但大便没通，还老说肚子痛。

我顿时明白了，给孩子做了诊断:便秘是肺气虚引起的，补肺才是合理的思路。我给孩子开了补肺的中药。经过 1 周的调理，孩子便秘的症状改善了，也不再咳喘了。

小儿肺"虚如蜂巢"，最娇嫩，易受伤

明朝《育婴家秘》中说："肺为娇脏，难调而易伤也……天地之寒热伤人也，感则肺先受之。"人的五脏中，只有肺跟外界直接相通。从生理结构上讲，五脏里心、肝、脾、肾这四个脏器都在下面，唯独肺像伞一样，在上面把它们遮挡住。

风、寒、暑、湿、燥、火这六邪侵犯身体的时候，肺总是首当其冲。正因如此，如果孩子身体孱弱，就容易出现呼吸系统疾病。孩子肺脏功能弱的时候，还容易引起其他疾病。

育儿Tips

肺有哪三个出口，和健康息息相关

第一个出口是鼻子，"肺开窍于鼻"，鼻子就像烟囱，很多鼻子的病其实就是肺的问题的外在表现；第二个出口是皮肤，所谓"肺主皮毛"，意思是指皮肤毛孔的开合是呼吸功能的体现，所以人穿不透气的衣服会有憋闷感；第三个出口是大肠，"肺与大肠相表里"，如果肺气不能够顺利下降，就会使得大肠的推动力不足，导致大便无法顺利排出。

● 哪些因素会伤肺

外邪伤肺	风寒：出现鼻塞、流涕、头痛、咳嗽、咳痰等症状 湿邪：夏季湿热重，孩子易患肺炎、支气管炎、扁桃体炎、咽炎 燥邪：秋天燥气重，容易灼伤肺脏，造成孩子皮肤干燥、口干、便秘
痰饮伤肺	水湿内停，形成痰饮，损伤肺脏，导致咳嗽
劳累伤肺	劳累伤气、耗血，导致气血亏虚，出现肺系病症
污染伤肺	大气污染、二手烟等

孩子受外感，肺先遭殃

清朝名医叶天士说过"温邪上受，首先犯肺"，意思是指外感温热病的途径是由口鼻而入，首先伤害的就是肺。

• 为什么小孩子总爱感冒

每次出门诊，看得最多的并不是什么疑难杂症，而是最普通、最常见的感冒。孩子为什么容易感冒呢？

小儿脏腑娇嫩，肺本身又是娇脏，当气候骤变、气温失常时，就容易受到外邪侵袭，伤风感冒。

中医认为，感冒的病变部位主要在肺。鼻为肺之窍，咽喉为肺之门户，如果外邪经口鼻侵入，卫阳被遏，就会出现鼻塞、流鼻涕、咽喉肿痛等一系列感冒症状。如果外邪直接侵犯肺，还会出现咳嗽、咳痰等症状。

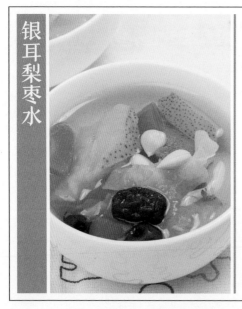

银耳梨枣水

材料 雪梨 100 克，红枣、干银耳各 10 克，木瓜 20 克，甜杏仁 3 克。

做法

1 银耳泡发洗净，撕碎；雪梨洗净去核，切块；红枣洗净备用；木瓜洗净，切块；甜杏仁洗净。

2 锅里放水烧开，放入材料，大火煮沸后转中火熬 30 分钟即可。

用法 喝水，吃银耳、雪梨、木瓜。

功效 雪梨、银耳有润阴润肺的功效，木瓜可温补脾肺，红枣可补气养血，甜杏仁止咳化痰。一起煮水服用，可提高孩子免疫力。

空气污染，孩子的肺比大人的更容易受伤

肺的主要功能是呼吸，想要呼吸舒畅，就需要有新鲜的空气。空气污染，肺脏就会受到外邪侵袭，引发多种疾病。而孩子的肺比成人的更娇嫩，因此更容易受伤。

• 孩子呼吸到的空气，和大人不一样

孩子呼吸到的空气，和我们大人是不一样的。大人个儿高，呼吸到的是"上面"的空气，而小孩个子矮，呼吸到的是"下面"的空气。

现在空气污染比较严重，而污染物质一般都比较沉重，沉在空气的下边，所以孩子更容易吸进"脏空气"。另外，因为孩子呼吸的频率比大人快，所以吸入的污染物也多。

雾霾天，空气中的可吸入颗粒物明显增加，容易诱发孩子哮喘或加剧过敏性鼻炎的症状。

• 孩子应对雾霾伤害有妙招

出行需注意

减少户外活动，避免户外锻炼，适度减少运动量和运动强度，出门戴 N95 口罩。

注意个人卫生

孩子外出归来应及时换掉外套和裤子，洗手，并清洗面部及裸露的肌肤。

讲究居室卫生

在雾霾严重的时段尽量关闭门窗，减少外界环境颗粒物进入室内，空气质量变好时再通风换气。有条件的家庭可使用空气净化器，安装新风系统。

饮食清淡

少吃刺激性食物，多吃些豆腐、牛奶等食品，可喝冰糖雪梨水。

育儿 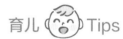 Tips

为什么现在的孩子肺部问题很多

现在的孩子，因为咳嗽或者秋燥而造成肺部损伤的很多。如今很多地方雾霾天频频光顾，空气质量越来越差，与外界连通的肺也饱受着巨大压力。还有些家长在饮食方面对孩子关心不够，这样很容易让孩子的脾胃受伤。脾是肺的"母亲"，脾受伤自然会影响肺功能。

现在的孩子已经离不开空调了，这样做护好肺

现在人们的生活，特别是夏天离不开空调。待在空调房里，冷风一吹，感觉很舒服，可身体并不一定能受得了。尤其是孩子，他们的阳气更容易受损。

• 空调房是如何损伤肺的阳气的

到了夏天，孩子原本是通过出汗来散热，空调一吹，汗排不出来，水湿就会在身体内堆积。肺主水，本来肺是要把水通过汗排出去，结果被冷风强行堵了回来，肺就需要消耗更多阳气去做这件事情，阳气就会受损。身体水湿运行不畅，造成体内水湿内停就容易化成痰，于是出现痰多、咳嗽等症状。

• 护住三个阳气通道，避免寒气进入

孩子身体上有三个重要穴位，分别是大椎穴、关元穴、命门穴。这三个穴位，都是孩子身体上的阳穴，有生发和固护阳气的作用。把这三个穴位护好，相当于形成保护孩子身体的第一道屏障，也是阻止风寒进入孩子身体的第一道关口。

睡前家长可以用拇指在孩子的这三个穴位上分别按揉 3 ~ 5 分钟，一直到身体微微发热，以激发阳气，温暖身体。另外，孩子的小肚子要注意保暖，隔绝与冷空气直接接触。

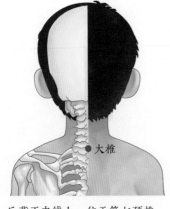

后背正中线上，位于第七颈椎与第一胸椎棘突之间

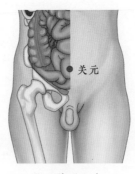

位于脐下 3 寸

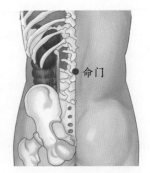

背部，第二腰椎棘突下凹陷中

肺喜润恶燥，三种白色食物最润肺

梨，除肺燥、清肺火的"先锋官"

梨自古被推尊为"百果之宗"，具有润肺凉心、消炎降火、止咳祛痰的功效，有益于孩子肺和呼吸道健康。

● 如何选购新鲜的梨

观察梨的外表，要选没有斑痕、黑点、表皮光滑的梨。

● 这样吃能养肺

梨汤、梨水的性质更加温和，润燥养肺的功效更好。

● 让孩子更爱吃的做法

性味归经
性凉，味甘、微酸；归肺、胃经

食用年龄
6 个月以上

推荐食用量
每天 80 ~ 100 克

哪些孩子不宜吃
脾胃虚寒、便溏腹泻的孩子

● 最佳搭配

川贝 + 雪梨	缓解秋燥咳嗽

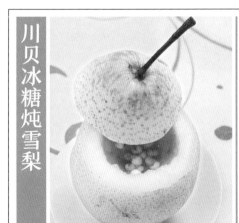

川贝冰糖炖雪梨

材料 雪梨 1 个，川贝、冰糖各 10 克。

做法

1. 将雪梨洗净，从顶部切下梨盖，再用勺子将梨心挖掉，中间加入川贝和冰糖。

2. 用刚切好的梨盖将梨盖好，拿几根牙签从上往下固定住。

3. 将梨放在杯子或大碗里，加水，放在锅中炖 30 分钟左右，直至整个梨成透明状即可。

银耳，润肺养肺阴效果好

银耳是很好的滋补品，用它做成的汤羹，滋味甜美，孩子都喜欢吃。中医认为银耳"清补肺阴，滋液，治劳咳"，有润肺、养肺阴的作用。

● 如何选购优质银耳

优质银耳朵形硕大，质地蓬松，肉质肥厚，间隙均匀，没有杂质、黑斑。

● 这样吃能养肺

做银耳羹、银耳粥。将银耳制成银耳羹或银耳粥，甜甜滑滑的味道很适合孩子吃，更有利于消化。

● 最佳搭配

红枣 + 银耳	健脾益气，养阴润肺

● 让孩子更爱吃的做法

性味归经
性平，味甘；归肺、胃经
食用年龄
1岁以上
推荐食用量
每天40~50克（泡发）
哪些孩子不宜吃
风寒咳嗽、便溏腹泻者

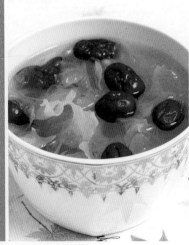

红枣银耳羹

材料 干银耳10克，红枣30克。

调料 冰糖5克。

做法

1. 银耳用温水浸泡30分钟，去蒂，撕小朵；红枣洗净，用温水浸泡30分钟。

2. 锅中加适量清水，放入银耳，大火煮开后转小火，煮至银耳开始发白，加入红枣，小火炖30分钟。

3. 待银耳变得黏软、红枣味儿开始渗出，加入冰糖，搅拌均匀即可。

薏米，除湿气，补肺又健脾

薏米又称薏苡仁，有健脾祛湿、利水消肿等功效。

• 如何辨别新鲜薏米和陈薏米

新鲜的薏米有米香味，略带中药味；而陈薏米因为放置时间长，香味已经散发掉了，所以米香味淡或没有米香味，甚至有霉味。

• 这样吃能养肺

将薏米当作杂粮食用，熬粥时用得最多，也可以炖汤，或做成米糊等。

• 最佳搭配

大米 + 薏米	健脾祛湿，润肺

• 让孩子更爱吃的做法

性味归经
性凉，味甘、淡；归脾、肺、胃经

食用年龄
1 岁以上

推荐食用量
每天 40 ~ 50 克

哪些孩子不宜吃
大便干燥、尿频的孩子

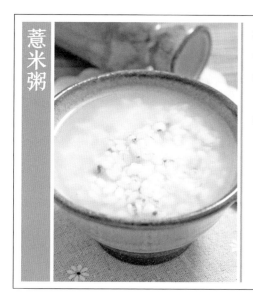

薏米粥

材料 大米 40 克，薏米 20 克。

做法

1. 大米、薏米分别洗净，大米浸泡 30 分钟，薏米浸泡 2 小时。
2. 将大米和薏米放入锅中，加适量水煮成粥即可。

补肺的特效穴，按按捏捏肺强健

推三关——补气散寒，温补肺虚

一到冬春季节交替时，感冒的孩子就会很多。这通常是孩子肺气不固导致的，需要给孩子固护肺气以抵御自然界的寒气。孩子身上有一个穴位，叫三关穴，温补散寒的效果非常好。每天给孩子推拿该穴有助于预防感冒。

● 冬春两季推三关，驱除孩子体内寒气

在冬春两季给孩子推三关，可以帮助孩子驱除体内的寒气，抵御外界寒邪入侵。如果孩子有晨起咳嗽、流清鼻涕的表现，一般是夜里受寒所致，这时给孩子推三关，效果非常好。

另外，推三关有发汗的作用，当孩子因为风寒感冒发热时，就可以推三关，不仅可以散寒，还能够发汗退热。

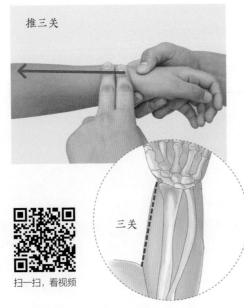

推三关

扫一扫，看视频

〔取穴〕三关穴位于前臂桡侧，阳池穴至曲池穴成一直线。

〔方法〕家长一手握住孩子的手，另一手用食、中二指从腕横纹（手腕）向上推至肘横纹（肘窝），推3~5分钟。

〔功效〕散寒，发汗退热。

〔提示〕方向不能错，必须是从下（腕）向上（肘），不能相反，也不能来回推。

李爱科谈
增强免疫力孩子少生病

推肺经——宣肺清热，除外邪

根据多年的临床经验，孩子的病大多分为两类，一类是以积食为主的脾胃系病症，包括厌食、便秘、腹泻等；另一类就是以感冒为首的肺系疾病，包括咳嗽、肺炎、哮喘等。调理肺系病症，孩子的小手上有一个特效穴，就是五经穴中的肺经，经常按揉肺经能呵护孩子的肺不被外邪侵犯。

● 推肺经，让肺卫更加坚固

无论感冒还是咳嗽，都是由于肺遭到外邪入侵，肺卫不能有效抵抗。这时推拿肺经，一方面可以帮助肺将外邪赶出去，另一方面又能帮助肺修补"城墙"，使肺卫更加坚固，让外邪不易入侵。

推肺经，分为补肺经和清肺经两种。

〔取穴〕无名指掌面指尖到指根成一直线。

〔方法〕用拇指指腹从孩子无名指指尖向指根方向直推肺经100次，叫补肺经。用拇指指腹从孩子无名指根部向指尖方向直推肺经100次，叫清肺经。

〔功效〕因肺虚引起的感冒（典型症状是面色苍白，咳嗽声弱，咳痰无力），适当给孩子调补肺经，增强肺卫能力。
因肺燥引起的感冒（典型症状是面色潮红，咳嗽声沉闷，流黄鼻涕），要给孩子清肺经，可以滋阴润肺，濡养肺脏。

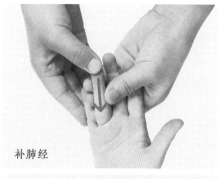

补肺经

清肺经

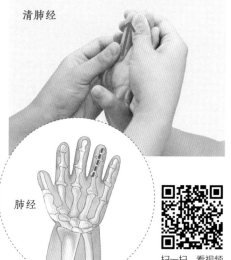

肺经

扫一扫，看视频

揉外劳宫——驱除寒邪，预防感冒

在孩子的手背上有一个神奇的穴位——外劳宫穴，它有温里散寒的作用，能把孩子体内的寒气疏散出来，可以驱体寒，预防感冒。

● 揉外劳宫，好比给孩子喝姜汤

推拿外劳宫是中医温法的代表，能够温里散寒、温经止痛，无论内寒、外寒、脏腑之寒、经络之寒，都能驱赶出去。揉外劳宫能"和脏腑之热气"。按揉外劳宫，就像喝了姜汤一样，最适合在秋冬季节预防风寒感冒。

● 外劳宫怎么找

要找到外劳宫，先要找到内劳宫。内劳宫位于掌心，第二掌骨和第三掌骨凹陷中。孩子握拳屈指时，中指尖所指的地方就是内劳宫。找到内劳宫，与该穴对应的手背部位就是外劳宫。

● 揉外劳宫和内劳宫有什么区别

外劳宫和内劳宫是两个有趣的穴位。外劳宫位于手背，内劳宫位于手掌心，这两个穴位的特性是一冷一热，截然相反。揉外劳宫有祛寒的功效，揉内劳宫有清热凉血的作用，擅长调理各种发热。

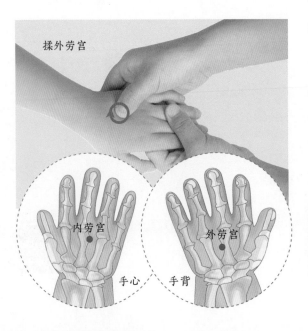

〔取穴〕外劳宫位于手背，第二掌骨和第三掌骨之间，掌指关节后0.5寸处，与内劳宫相对。

〔方法〕用拇指指端按揉孩子外劳宫100次。

〔功效〕祛寒暖体，防感冒。

扫一扫，看视频

发热、咳嗽、鼻炎、哮喘，从肺调理见效快

孩子发热怎么办

风寒发热，喝葱豉生姜汤出出汗好得快

风寒发热，指风寒邪气侵袭人体，人体正气与自然界的风寒邪气在体内激烈对抗的状态。调理孩子风寒发热，以祛风散寒为主。

• 孩子风寒发热的症状

中医认为，孩子风寒发热有四个特点：清鼻涕，清稀痰，淡红舌（把舌头的颜色与口腔黏膜内壁的颜色做对比，如果二者颜色一致，就是淡红舌，主风寒侵袭），不出汗。

李爱科医案

葱豉生姜汤可应对风寒发热

一位小朋友外出旅游，随后又回老家，旅途劳累，饮食不规律，又吹风受寒，出现发低热，手脚冰凉，吃饭不香。临床诊断，发现其苔白，舌质基本正常，是风寒发热的表现。我给孩子用葱豉生姜汤做调理，当日服用，次日热退。

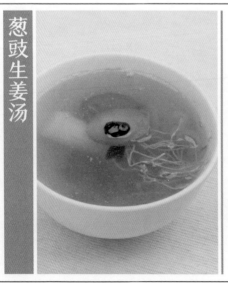

葱豉生姜汤

材料	带根须葱白1段，带皮生姜2片，淡豆豉4克。
做法	葱白切成3厘米长短的小段，生姜切成一元硬币大小及薄厚的片。将葱白、生姜、淡豆豉加水煮开，再熬5分钟即可。
用法	饭后半小时左右服用。3岁以内，一次喝小半碗；3岁以上，一次喝半碗或者一碗。酌量频服。
功效	祛风散寒，退热。

风热发热，菊花＋薄荷能清热

风热发热的原因，是孩子在正气虚的同时感受了风热邪气。调理以祛风散热为主。

● 孩子风热发热的症状

中医认为，孩子风热发热有四个特点：黄浊涕，黄黏痰，红肿痛（舌头、咽喉、扁桃体、淋巴结），微有汗。

● 菊花、薄荷、淡豆豉，祛风散热

调理风热发热，需要用凉性的药物来清热，例如菊花和薄荷，辛以散风、凉以清热，正好可以用来对抗风热邪气。

有人可能会有疑问：淡豆豉不是风寒发热时用的吗？怎么风热发热也可以用它呢？淡豆豉除了辛味之外，还具有苦、凉之性，苦能泻热，凉能清热，因此淡豆豉也可以调理风热发热。

菊花分为白菊花、黄菊花和野菊花三种，可以选用入肺经的白菊花，专清风热

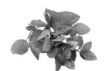

薄荷用鲜品更好，若没有，用来泡茶的干品也行

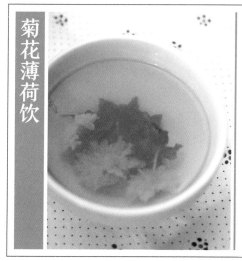

菊花薄荷饮

材料 白菊花5克，薄荷6克，淡豆豉3克。

做法 白菊花、薄荷、淡豆豉用水煮，煮开后再熬5分钟即可。

用法 饭后半小时左右服用。3岁以内，一次喝小半碗；3～6岁，一次喝半碗；6岁以上，一次可以喝多半碗或者一碗。酌量频服，服后汗出热退即可。

功效 对抗风热邪气，退热。

PART **4** 发热、咳嗽、鼻炎、哮喘，从肺调理见效快

揉板门、清大肠经，积食发热轻松除

积食，就是吃多了。孩子的脾胃有积食，所以身体就得调动正气去消化这些多余的食物，那么，在肌表起守卫作用的正气力量就会被削弱，于是，风寒、风热等邪气就很容易侵袭进来。所以说，积食是孩子发热的常见原因之一。调理孩子积食发热，可以用推拿的方法消积退热。

扫一扫，看视频

李爱科
医案

孩子积食发热，揉板门、清大肠经就见效

一位朋友的小女儿发热39℃，嗓子也肿了，看起来不是感冒引起的发热。我问朋友，孩子平时饮食状况如何。朋友说孩子平时吃饭香、胃口好，尤其喜欢吃肉。我说："你女儿可能是吃多了，是积食引起的发热。"我给孩子用了药物调理，并辅助以揉板门100次、清大肠经100次、孩子的体温逐渐恢复正常。

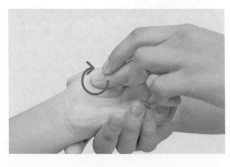

揉板门

〔取穴〕手掌大鱼际部或拇指本节0.5寸处。

〔方法〕用中指指端揉孩子板门穴100次。

〔功效〕健脾和胃，消食退热。

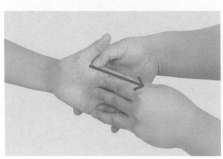

清大肠经

〔取穴〕食指桡侧缘，从食指指端到虎口的一条纵向连线。

〔方法〕用拇指指腹从孩子虎口直推向食指尖100次。

〔功效〕清利肠腑之热。

李爱科谈
增强免疫力孩子少生病

给孩子进行物理降温，要注意哪些方面

孩子发热了，很多家长都会选择物理降温，比如用温毛巾给孩子敷一敷。但很多人不知道，用毛巾敷也是一门学问，而且物理降温不止这一种方法。

• 孩子体温上升期要用热毛巾敷

孩子发热时会冷得直打寒战，细心的家长会发现孩子身上的鸡皮疙瘩都出来了，实际上这时候孩子的体温正处在上升期。孩子高热发寒战甚至起鸡皮疙瘩，是因为皮肤血管开始收缩，排汗减少，引起反射性的竖毛肌收缩所致。

孩子处在发热上升期时，一定要用温热的毛巾给孩子擦擦肚脐、腋下、大腿根这些大血管分布较多的区域。这样，孩子的体温不会一下子升得太高而出现高热，避免发生高热惊厥。

• 孩子体温稳定期、下降时可使用温水浴

当孩子体温处于稳定期，比方说，体温一直维持在38℃。这时，家长可以用温水浴帮助孩子降温退热。

如果孩子发热时精神状态较好，又不排斥温水浴，可以用温水洗澡，水温调在40℃左右。也可以用温水为孩子擦身。擦擦头部、腋窝、脖子、大腿根等区域，降温效果佳。注意不要给孩子洗热水澡，否则易引起全身血管扩张、增加耗氧，容易导致缺血缺氧，加重病情。需要提醒的是，慎用冰块、凉水等给孩子冷敷降温，以免引起不适。

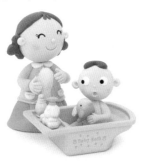

育儿 Tips

给孩子物理降温，能不能用酒精擦拭

大家都知道酒精挥发得快，很容易带走人体热量，所以常用此方法来降温。但是如果大面积使用的话，会使身体打寒战，产生更多的热量。而且，孩子皮肤非常娇嫩，角质层薄，黏膜血管丰富，酒精很容易透过皮肤被吸收，从而导致酒精中毒。所以一定要注意了，不要随意用酒精给孩子降温。

孩子发高热会把脑子烧坏吗

相信许多家长害怕孩子发高热的一个原因，就是担心孩子会"烧坏脑子""烧傻"。其实，这样的担心有些多余。

● 不必闻"热"色变

发热对孩子的脑细胞没有直接的损害，除非孩子感染导致脑膜炎或败血症。因为，当孩子体温超过 41℃的时候，患细菌性脑膜炎或败血症的可能性比较高。只有当体温超过 41.4℃的时候，脑部才可能会受到损伤，这主要是因为超过这个温度后，细胞蛋白质会因高温变性，造成不可恢复的损伤。但是一般来说，这种极端的高热情况在孩子中较少出现，所以家长们不必闻"热"色变。请记住，不是高热让孩子"烧坏脑子"，而是脑子先感染病菌，才引起的高热！

● 孩子发高热，暂时"消瘦"很正常

孩子发高热会出很多汗，这是人体排出代谢废物的一个过程。孩子大量出汗怎么办呢？充分补充水分和盐分。还有，孩子发热时糖代谢加强，脂肪分解也显著加强，由于糖代谢加强使糖原储备不足，这时候就会动用储备的脂肪，所以孩子会表现为"消瘦"。

许多家长看到孩子发热，人也瘦了，很心疼，恨不得马上给孩子大补。其实这时候给孩子吃过于油腻、大补之物会增加代谢负担。所以，孩子发热时，最好熬些菜粥、烂面条，让孩子的身体慢慢适应，逐渐恢复。

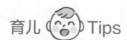

育儿 Tips

发热时，能不能吃鸡蛋、喝肉汤

如果孩子只有发热的症状，没有其他伴随症状，是可以吃鸡蛋的，因为鸡蛋可以帮助孩子增强抵抗力。鸡蛋的做法可以是鸡蛋汤、鸡蛋羹，不宜油炸煎烤。

但是如果孩子发热时伴有腹泻或腹痛等表现，则不宜吃鸡蛋。建议给孩子吃一些容易消化的食物，如粥、面条等半流食。

还有的家长觉得孩子发热不想吃饭，会导致营养缺失，就给孩子炖鸡汤、鱼汤来喝，这其实是不妥的。滋补汤品油腻、脂肪多，更容易造成消化不良，加重发热。

•孩子发高热，消化液分泌减少，会影响食欲

孩子发高热的时候，消化液分泌就会减少。这时，孩子就会表现吃饭不香，而家长一看孩子不想吃饭，更心疼了，想方设法哄孩子吃饭。其实这时候，孩子不想吃，家长就不要勉强，让孩子多休息、多喝水比什么都重要。

•孩子发高热，清天河水、退六腑降体温

高热不退是风热感冒比较常见的症状，但引起高热的原因有很多，如果明确孩子是风热感冒引起的发热，可以辅助用清天河水和退六腑的手法给孩子退热。这两种方法对于孩子高热不退、烦躁难眠、大便干燥等热性病症效果很好。但如果孩子平时就是畏寒怕风、神倦易困的虚寒体质，就不能用了。

扫一扫，看视频

清天河水

〔取穴〕前臂掌侧正中，总筋至曲
　　　　泽（腕横纹至肘横纹）成
　　　　一直线。
〔方法〕用食、中二指指腹自腕向
　　　　肘推100次。
〔功效〕降火，去内热。

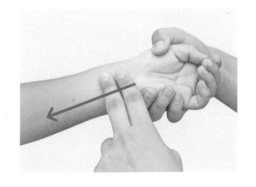

退六腑

〔取穴〕前臂尺侧，腕横纹至肘横
　　　　纹成一直线。
〔方法〕用拇指指腹或食、中二指
　　　　指腹沿着孩子的前臂尺侧，
　　　　从肘横纹处推向腕横纹处，
　　　　操作100次。
〔功效〕对于高热不退、烦躁、咽
　　　　痛、大便干燥效果很好。

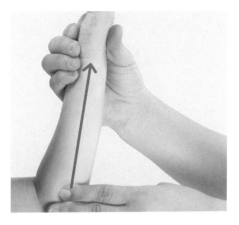

孩子高热惊厥，用什么方法急救

中医认为，高热惊厥通常是因为外感风邪，内挟痰滞，热入心包经，以致气乱神昏。

家长不要害怕，只要把孩子体内的邪火清掉就可以了。孩子高热惊厥时，小儿推拿可以急救，调理当以清泻心火为主。

扫一扫，看视频

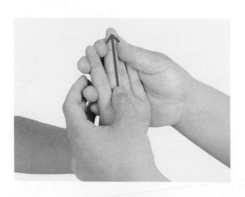

清心经

〔取穴〕中指掌面指根到指尖成一直线。

〔方法〕用拇指指腹从孩子中指指根向指尖方向直推心经 100 次。

〔功效〕清热泻火。

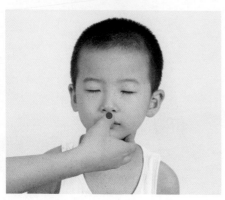

掐人中

〔取穴〕鼻唇沟的上 1/3 与下 2/3 的交界处。

〔方法〕用拇指尖掐孩子人中穴，每分钟掐压 20～40 次。

〔功效〕人中穴为急救休克要穴，适用于任何原因引起的惊风、昏厥、休克。

李爱科谈
增强免疫力孩子少生病

孩子发热的四种常见误区

仅仅根据体温来判定病情

1 家长有时候会草率地根据孩子发热时的体温来判断病情，有时候低热可能只是感冒、咳嗽，高热可能是出幼儿急疹、肺炎，但家长不能单纯依靠孩子的体温来断定病情。孩子发热时，除监测体温外，还要结合孩子的精神状态和并发症状，以准确判断孩子病情的轻重。

孩子发热后要赶快吃退热药

2 有的家长看到孩子发热就着急，体温刚过 37.5℃ 就给孩子吃退热药，其实并没有必要。一般体温不超过 38.5℃，孩子能吃能玩、精神很好，可以暂时不用退热药。

孩子发热时，手脚发凉，是退热了

3 有不少家长认为，孩子发热时，吃了退热药后手脚发凉，这是要退热的表现。其实，这很可能是体温要快速升高的信号。孩子本来在发热，手脚却冰凉，有可能是一种假冷真热现象，表面上孩子手脚冰凉，其实孩子的内脏很热。如果孩子手脚冰凉，而口腔、腋下温度很高，就要及时采取降温措施，特别是有惊厥史的孩子更要小心。

退热药可以预防高热惊厥

4 高热惊厥是孩子体温上升过快引起的，所以及早发现孩子发热，并采用正确的降温措施，是预防惊厥发生的有效方法。服退热药不能预防高热惊厥，因为其发挥作用需要半小时以后。

研究表明，孩子发热是否惊厥和用不用退热药没有关系，而和孩子本身的体质有关系，高热惊厥主要发生在体温的变化阶段，所以退热药是不能预防高热惊厥的。

小儿咳嗽从肺治，立竿见影

孩子成了咳嗽"老病号"，怎样治见效快

门诊时常听家长们糟心地说，孩子咳了好长时间都不见好。有些孩子，可能一开始生病是因为感冒，时间长了，头痛、发热、流鼻涕的症状消失了，就剩下咳嗽，久治不愈。

● 孩子咳嗽，和肺功能低下有关

引起咳嗽的原因有许多，但病位在肺。因为孩子身体稚嫩，抵抗力差，容易被外邪侵犯。肺脏尤其娇嫩，特别容易被外邪伤害，所以小儿咳嗽，初期多为外感咳嗽。

风寒、风热之邪从口鼻侵入肺脏，肺失宣降，肺气上逆，就会引发咳嗽。有些孩子平时体质较差，肺气虚弱，就比别的孩子更容易咳嗽，而且咳嗽的时间更长。

● 咳嗽可分为寒咳和热咳

因为外邪有寒热之分，所以咳嗽也分为寒咳和热咳，而且寒咳、热咳之间还会相互转化。孩子外感风寒感冒，出现咳嗽，这时是寒咳，但孩子是纯阳之体，寒咳只是暂时的，很快会化热入里，痰热蕴肺，变成经久难愈的热咳。

李爱科医案

经久不愈的咳嗽，多因肺阴虚

有一个7岁的小女孩，因为咳嗽久治不愈，她母亲带她来找我调理。孩子起初只是有点感冒，其他症状好了，就剩下咳嗽总也不好。我给孩子切脉做了诊断，是肺阴不足引起的。因为孩子平时喝水少，容易上火，肺脏得不到滋润就会受损伤，从而导致老咳嗽。调理肺阴虚久咳，应该滋阴润肺。我让孩子适量服用养阴清肺膏（每次服5毫升，每日2次）。经过调理，孩子的咳嗽得到了控制。

如何识别孩子咳嗽第一阶段：风寒咳嗽

调理孩子的咳嗽，一定要分清风寒和风热再用药。如果用错药的话，只能适得其反。"寒为百病之始"，咳嗽也是这样，初期多是外感风寒。如果不小心吹风着凉，天气忽冷忽热，或过食冷饮，出汗后受风，夜晚踢被子，都会导致受寒。

● 风寒咳嗽的典型症状

孩子流清水样鼻涕，痰是白的，手脚冰凉，身体怕冷，稍微受凉就咳个不停。

● 治风寒咳嗽，用生姜红糖水散寒宣肺

孩子刚刚得了风寒咳嗽，寒邪还在体表停留，调理起来比较简单，用生姜加红糖煮水就可以。

中医认为，生姜可散寒解表，红糖有化瘀生津、散寒活血的功效。生姜、红糖一起煮水饮用，可以祛寒止咳。

育儿 Tips

只有冬天才会发生风寒咳嗽吗

有人会说，孩子只有冬天才会有风寒咳嗽，夏天孩子咳嗽肯定都是风热或者暑热型咳嗽。其实不然，风寒咳嗽一年四季都会发生，尤其是现在生活环境改变了，夏天空调吹得多，出现风寒咳嗽并不罕见。如果在风寒咳嗽的初期及时识别，给予恰当处理，是能够有效防止风寒咳嗽变严重的。

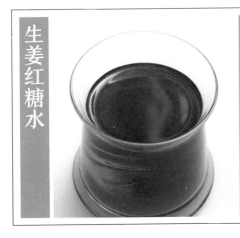

生姜红糖水

材料 生姜10克，红糖5克。

做法

① 生姜去皮洗净，切丝。

② 锅中加入一大碗水，将姜丝放入；锅中水烧开后，放入红糖，搅拌均匀，大火煮2分钟，即可饮用。

用法 每天饮用1次。

功效 适用于风寒咳嗽。

风寒咳嗽的简单有效治法

孩子得了风寒咳嗽，最重要的就是让身体暖起来，身上暖和了，阳气强盛了，被寒邪闭住的经络就会畅通，这样就能够抵抗寒邪，调理咳嗽。要让孩子身体快速变暖，有一个简单有效的方法：把大蒜切成片，然后贴敷在大椎、肺俞、涌泉三个穴位上。

● 大蒜贴敷大椎、肺俞、涌泉，温肺散寒、止咳

中医认为，人体躯干的前面属阴，后面属阳。后背正中脊柱的位置是督脉通过的地方，督脉主一身的阳气，大椎穴就位于督脉之上；脊柱的两侧是足太阳膀胱经经过的地方，这条经脉上有许多能调理脏腑的穴位，肺俞穴就是其中之一。中医有句话叫"寒从足下生"，让足心的涌泉穴变得温暖，就能驱除身体内的寒气。

大蒜性温，有温阳散寒的功效。将大蒜切成片，贴敷在穴位上，散寒止咳的功效更好。

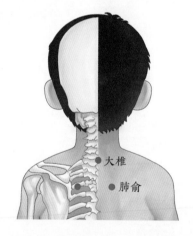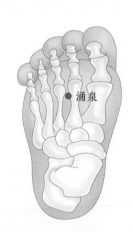

〔取穴〕大椎：后背正中线上，位于第七颈椎与第一胸椎棘突之间。

肺俞：第三胸椎棘突下，旁开 1.5 寸，左右各一穴。

涌泉：足心前 1/3 与后 2/3 交界处，屈趾时足心的凹陷处。

〔方法〕将大蒜切成薄片，然后贴在涌泉、大椎、肺俞上。贴一晚上，咳嗽就会好很多。

〔功效〕温肺散寒，止咳嗽。

〔提示〕若是孩子小，脚底皮肤敏感，贴敷后容易起疱，也可以贴敷 2 小时后取下。

如何识别孩子咳嗽第二阶段：外寒内热咳嗽

孩子咳嗽的第二阶段，当邪气往里面走的时候，进入外寒内热阶段，就是外寒依然存在，疾病还在体表，但是它往身体里面走，身体已经开始与它做斗争了，里面开始有热证了。

● 外寒内热咳嗽的典型症状

外寒内热阶段，孩子流的鼻涕会逐渐向黄鼻涕、黏稠鼻涕发展，黄代表热。

● 既要清热，也要散寒

孩子受寒咳嗽的第二阶段，咳嗽完全是由于寒邪入里化热造成的，需要清热。一方面，要用温热的药清除体表之寒；另一方面，加一点化痰的药，消除引起咳嗽的外邪。所以，这就需要在进行药物调理时既清热又散寒。

● 散风寒、清内热，给孩子喝生姜杏仁陈皮饮

生姜有很好的散寒暖体功效，甜杏仁可以止咳化痰，陈皮可以通络化痰，而红枣、红糖性温，可驱散风寒，将这些中药制成茶饮，调理外寒内热咳嗽效果好。

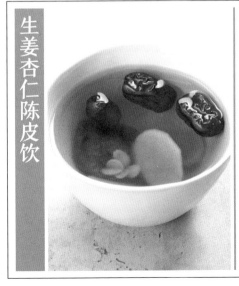

生姜杏仁陈皮饮

材料 生姜、陈皮各5克，甜杏仁4克，红枣3枚，红糖适量。

做法 将生姜切成片，同其他材料一起放入锅中，加水800毫升，泡半小时以上，用大火烧开后改小火煎煮15分钟即可（不要久煎）。

用法 每次服用20毫升，每日1~2次。饭前饭后均可，要与吃饭间隔30分钟以上。

功效 外散风寒、内清里热，化痰止咳。

4
从肺调理见效快
发热、咳嗽、鼻炎、哮喘，

推拿手臂两穴位，改善外寒内热咳嗽

扫一扫，看视频

外寒内热型咳嗽在药物调理的基础上，辅以推拿调理，清热、化痰、止咳的效果更好。

李爱科
医案

推三关、清天河水，可清热、止咳、化痰

有一个 5 岁的小女孩被感冒盯上了，起初是流清鼻涕，家长没有太当回事。过了几天，孩子开始流黄鼻涕、咳黄痰。这是比较典型的外寒内热型咳嗽，调理应散风寒、清内热。我用推拿的方法给孩子做调理，推三关 100 次，清天河水 100 次，每天推拿 3 遍。经过 3 天的推拿调理，孩子的咳嗽症状得到了很大的改善。

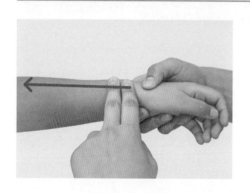

推三关

〔取穴〕三关穴位于前臂桡侧，阳池穴至曲池穴成一直线。

〔方法〕用食、中二指自孩子腕横纹推至肘横纹处，推 100 次。

〔功效〕补虚，祛寒。

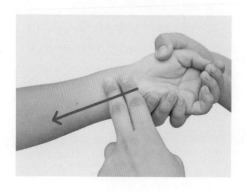

清天河水

〔取穴〕前臂掌侧正中，总筋至曲泽（腕横纹至肘横纹）成一直线。

〔方法〕用食、中二指指腹自腕向肘推 100 ~ 300 次。

〔功效〕清热解表，除烦。

如何识别孩子咳嗽第三阶段：风热咳嗽

如果孩子咳嗽的第二阶段——外寒内热没有调理好，咳嗽就很容易进入第三阶段：风热咳嗽。这个阶段的调理就需要清热、止咳、化痰了。

• 风热咳嗽的典型症状

风热咳嗽的主要症状是：咽喉红肿疼痛，痰黄量多、黏稠，或者出现胸闷、烦躁、易怒等肺热表现，多伴有口干、鼻干、咽干、小便发黄、大便干结等症状。

• 风热咳嗽，以疏风清热、宣肺止咳为主

风热咳嗽是由身体感受风热之邪，肺气不通所致。调理以疏风清热、宣肺止咳为主。

• 孩子风热咳嗽，喝金银花薄荷饮效果好

金银花有清热解毒的作用；薄荷有疏风散热、清利头目的效果。二者合用制成茶饮，对调理孩子风热咳嗽有很好的效果。

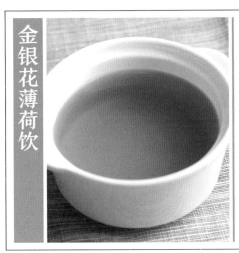

金银花薄荷饮

材料 金银花 30 克，薄荷 10 克。

调料 白糖适量。

做法 先将金银花加水 500 毫升，煮 15 分钟，再加入薄荷煮 5 分钟，滤后加白糖调匀即可。

用法 温服，每晚 1 剂。

功效 清热解毒、生津止渴，适合风热咳嗽。

清肺经、清天河水，治风热咳嗽见效快

清肺经、清天河水，祛风热止咳

有一个 3 岁的小女孩咳痰困难，痰色黄稠，流黄鼻涕，咽喉干痛，身上发热，微微出汗。我判断孩子是风热犯肺引起的咳嗽，调理应以清泻肺热、宣肺止咳为主。我给女孩清肺经 100 次，清天河水 100 次，每天推拿 3 遍。坚持推拿了 3 天，咳嗽症状得到明显改善。

扫一扫，看视频

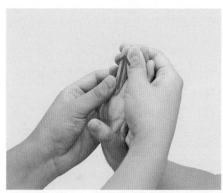

清肺经

〔取穴〕孩子无名指掌面指尖到指根成一直线。

〔方法〕家长用拇指指腹从孩子无名指指根向指尖方向直推肺经 100 次。

〔功效〕宣肺止咳，顺气化痰。

清天河水

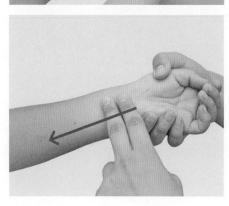

〔取穴〕前臂掌侧正中，总筋至曲泽（腕横纹至肘横纹）成一直线。

〔方法〕用食、中二指指腹自腕向肘推 100 次。

〔功效〕清热解表，泻火除烦。对调理孩子风热咳嗽等有效。

如何识别孩子咳嗽第四阶段：咳嗽快好时

通常来说，孩子身体在经过了与外邪的前三轮交战之后，咳嗽会进入下一个环节，就是重回外寒的阶段。当我们用药把外邪向外清，慢慢痰没有了，或者痰又变回一块一块的白色，鼻涕也变清白了，这说明热清掉了，但痰还在，邪气已回撤到体表了，露出本来面目，变成凉的。这时候，说话时鼻子的声音还有点重，稍微有点鼻塞，偶尔会咳嗽几声。

这个阶段家长不要大意，许多孩子就是因为这时没有及时处理，所以导致病好之后还不时地咳几声。这个阶段只要用一点宣肺散邪的药物，帮助身体继续排出外邪就可以了，这些药物一般是辛温的。

•担心咳嗽反复？用止嗽散泡脚

中医有个方子，叫止嗽散，出自清朝名医程国彭写的《医学心悟》一书。方子里有荆芥、陈皮、桔梗、白前、百部、紫菀、甘草，里面的药物基本上是温的。这个止嗽散在寒咳的时候用，效果很好。在咳嗽的最后阶段，它也有很好的温肺止咳效果。

止嗽散		
	材料	荆芥 3 克，陈皮、桔梗、白前、紫菀、百部、甘草各 5 克（这是 5 岁以上孩子的量，年龄小的孩子要减量）。
	做法	将所有材料加水熬煮，开锅 10 分钟即可，然后将药汁加温水，给孩子泡脚。
	用法	一天泡 2 次，每次泡 15 分钟，一般连泡 2～3 天即可。
	功效	温肺，止咳。
	提示	此方必须是孩子在感冒将愈的情况下使用，如果仍在感冒进行中，则不能用这个方子。有的孩子还在感冒，家长就急于使用此方，这是没有效果的，一定是在还有偶尔咳嗽的时候才可以使用。

贴敷肺俞与膻中，摆脱缠人百日咳

百日咳是让孩子痛苦的一种急性呼吸道传染病，最初的症状和普通感冒很像。一般在吃过感冒药后，其他症状都消失了，唯独咳嗽却越来越厉害。这种咳嗽通常在没有任何征兆的情形下突然连咳不止，严重时会因为咳嗽面唇发紫甚至呕吐，咳完后还有咝咝声。病程长达 2 ~ 3 个月，故称百日咳。

● 百部贴敷肺俞、膻中，缓解百日咳

百日咳不同于普通咳嗽，所以在孩子有征兆时，家长就要采取行动了。将 20 克百部碾压为粉末，用棉布包起来贴在肺俞穴和膻中穴上，贴 10 小时即可。因为孩子皮肤比较娇嫩，时间不宜过长。

因为咳嗽与肺有密切联系，而肺俞穴就是主治肺脏疾患的要穴；膻中穴有宽胸理气、清肺止喘、舒畅心胸的功能，贴敷这个穴位对咳嗽是很有好处的。

● 鸡苦胆敷天突，有止咳作用

鸡苦胆有抗炎、止咳、祛痰的功效；天突穴有利咽宣肺、定喘止咳的功效。将干的鸡苦胆碾压为粉末后贴敷在天突穴上，有一定的止咳作用。

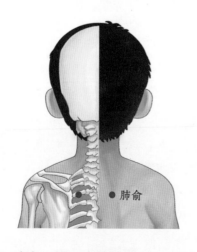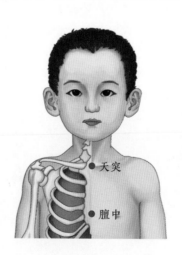

〔取穴〕肺俞：第三胸椎棘突下，旁开 1.5 寸，左右各一穴。

膻中：两乳头连线的中点。

天突：胸骨上窝正中。

治疗孩子咳嗽的四种误区

门诊时了解到，许多家长对孩子咳嗽的治疗都存在误区。有的家长一听到孩子咳嗽，则如临大敌，生怕咳出肺炎。

① 咳嗽必须要用抗生素

病菌感染可以引起咳嗽，过敏、反流、吸入异物等也会引起咳嗽。如果不分青红皂白滥用抗生素，不仅治疗效果不好，还可能出现抗生素耐药，胃肠道及肾脏等产生不良反应。有一位 6 岁的孩子一直咳嗽，家长带着上医院用了不少抗生素，也不见好。经我诊断后发现，原来是气管里卡了一粒花生米，花生米取出后，孩子很快就不咳嗽了。

② 咳嗽赶紧用止咳药

很多家长一见孩子咳嗽就用川贝枇杷膏等止咳药，实际上是不对的。咳嗽病症复杂，变化多端，一不留心，治法全错。因此，孩子咳嗽了，一定要辨病辨证治疗才有效果。

③ 频繁更换药物

孩子从咳嗽到痊愈需要一个过程，有的家长看到孩子吃药 1～2 天不好就急了，没有等药物发挥作用就频繁换药，甚至输液。结果，给孩子的身体造成了伤害。

④ "双管齐下"效果好

孩子感冒咳嗽，有些家长把感冒药、退热药、止咳药、清热解毒药、化痰药等一起用，不仅咳嗽没治好，反而影响食欲。因此，孩子咳嗽用药尽量少而精，应该对症用药。

4 从肺调理见效快——发热、咳嗽、鼻炎、哮喘，

鼻为肺之窍，
治鼻炎的关键是治肺

先判断是急性鼻炎还是慢性鼻炎

每到秋冬和冬春换季时，来找我看急性鼻炎的孩子就特别多。总会有家长问我，究竟该怎样判断孩子到底是患了急性鼻炎还是慢性鼻炎呢？

李爱科医案

当心急性鼻炎转成慢性鼻炎

邻居家的小男孩，一次到郊外游玩时着了凉，频频打喷嚏，流清水样鼻涕。家长开始没当回事，认为是普通感冒，又觉得他身体结实，发发汗肯定就会好。后来竟然拖了一个月也不见好，开始出现微黄色分泌物，嗅觉也变得迟钝，鼻塞并伴有头痛症状。这才担心起来，急忙带孩子来找我。

我一检查，这哪是普通感冒，分明已经成为慢性鼻炎了。在感冒初期，孩子的确只有急性鼻炎，这时候家长给孩子发汗是正确的，目的是把寒气逼出来，将感冒杀灭在萌芽状态。但如果流鼻涕、鼻塞、头痛等症状还是持续，说明可能是急性鼻炎转成了慢性鼻炎，这时应该带孩子及时到医院看病，不能任其发展。

•急性鼻炎和慢性鼻炎的区别

孩子得了急性鼻炎，一开始会频频打喷嚏，鼻涕是清水样的，而到了后期会慢慢变成黏稠的脓鼻涕，打喷嚏、头痛这些全身性症状也会逐渐减轻。而慢性鼻炎的分泌物始终是白色或者微黄色的，并且不会在短期内自行好转，孩子说起话来总是带有鼻音，闻不到气味，鼻塞一侧常伴头痛。

另外，时间也是一个很好的判断标准，急性鼻炎在 7 ~ 14 天内便可痊愈，鼻塞、流涕、打喷嚏这些症状也会消失；如果超过 2 周，症状不仅没有减退，反而加重了，那么家长就要给予高度重视，切不能任由孩子的病情继续发展。

过敏性鼻炎如何早发现

孩子很容易被过敏性鼻炎盯上，家长朋友应该引起重视。在我接诊的过敏性鼻炎病例中，儿童占了很大一部分。一般孩子在 1 岁左右就可以出现过敏性鼻炎的症状了，到了 6 岁左右，症状就更加明显了。

• 孩子得了过敏性鼻炎，会有哪些症状

孩子一旦得了过敏性鼻炎，会出现鼻塞、鼻痒、不停打喷嚏、大量流鼻涕的症状，而且鼻涕大都是清水样的。

• 孩子得了过敏性鼻炎，哪些症状容易被忽视

肚子疼

有些孩子在反复感冒后，出现了肚子疼的现象。有的家长认为是肠胃出了问题，其实不然，有可能是过敏性鼻炎惹的祸。那么，为什么鼻子的病症会引起腹痛呢？这是因为孩子得了过敏性鼻炎，家长并没有重视，导致鼻炎反复发作，诱发了感冒。而孩子的肠系膜中分布着大量淋巴组织，感冒带来的病毒和细菌引发了肠系膜淋巴结的急性炎症。肠系膜淋巴结如果反复增生就会肿大，引起疼痛，所以孩子就会觉得肚子痛。

半夜磨牙

过敏性鼻炎的鼻涕大多是清水样的，而小孩子又不太会擤鼻涕，一旦鼻涕堵到嗓子，很有可能会把鼻涕咽下去。睡梦中的孩子没有主观意识，只有咀嚼的条件反射。当有东西流过咽部的时候，身体误以为是食物，便开始咀嚼，外在表现就是磨牙。

鼻出血

屋子里有暖气和开空调的时候，空气湿度不足，很干燥。而孩子的鼻子由于长期受到炎症的刺激，鼻黏膜中的毛细血管会变脆，再加上天气干燥，孩子只要揉搓鼻子，就很容易损伤鼻黏膜，导致毛细血管破裂出血。

用葱白汤熏鼻孔，轻松打通鼻窍

孩子得了急性鼻炎，几乎都会出现鼻塞、流鼻涕的情况，这些分泌物量大而浓稠，而且不易擤净。其实，鼻炎除了用药物调理外，还可以用葱白汤熏鼻孔的方法来缓解症状。

葱白汤熏鼻孔，神清气爽鼻通畅

有一个 7 岁的小男孩，急性鼻炎发作的时候，整个人都昏沉沉的，鼻子不通气就只能用嘴喘气，看起来总是口干舌燥，嘴唇出现一片片干皮。鼻子酸痒难忍时，打起喷嚏来就没完，眼泪和鼻涕常常一起往下流。

我给孩子进行了药物治疗，还告诉家长一个简单的方法：葱白汤熏鼻孔。每天让孩子熏蒸 1 ~ 2 次，每次 10 ~ 15 分钟，连续熏蒸 3 天，鼻炎症状得到明显改善。

• 葱白可散寒、通鼻窍

孩子得了急性鼻炎，鼻子不通窍，葱白的用处不小。葱白有疏风散寒的作用，用葱白煮水，然后让孩子去嗅蒸汽，可以宣肺通窍、调理身体。

葱白汤熏鼻法

材料	葱白 4 段。
做法	将葱白切碎，煮水。
用法	把葱白汤放在孩子面前，让他自然呼吸葱白水的水蒸气，能缓解鼻塞症状。连续熏蒸 10 ~ 15 分钟，每日 1 ~ 2 次，连续 3 天。
功效	温阳散寒，疏通鼻窍。主治急性鼻炎引起的鼻塞、流涕、打喷嚏等。

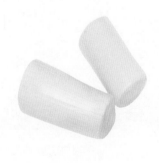

扁豆党参大米粥，缓解慢性鼻炎有良效

当孩子由急性鼻炎转变成慢性鼻炎后，就往往会变得迁延难愈。慢性鼻炎虽然比较顽固，但并不是不能医治。调理慢性鼻炎，增强孩子的免疫力是必要条件。

● 慢性鼻炎是如何形成的

中医认为，孩子慢性鼻炎的形成多因脾胃虚弱、肺气不足、卫表不固，令风、寒等邪气乘虚而入。而肺开窍于鼻，久之必伤及鼻窍，就会患上慢性鼻炎。《灵枢·百病始生》中说："此必因虚邪之风，与其身形，两虚相得，乃客其形。"也就是说，人体的正气不足是慢性病产生的内在缘故，卫表不固，给了外邪侵入的时机，因而就会生病。所以，调理孩子慢性鼻炎，健脾益肺很重要。

● 白扁豆、党参、大米煮粥，健脾益肺，改善慢性鼻炎

白扁豆有健脾化湿、补气的功效，党参可健脾益肺，大米可健脾和胃，三者一起煮粥，可以增强孩子免疫力，改善慢性鼻炎。

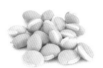 

白扁豆：健脾化湿　　　党参：健脾益肺　　　大米：健脾和胃

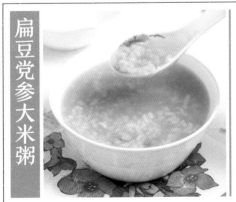

扁豆党参大米粥

材料 白扁豆20克，党参5克，大米50克。

做法 先将白扁豆、党参一同煎煮30分钟，去渣取汁，加入大米一起熬煮成粥即可食用。

用法 每日1次，空腹食用。

功效 健脾、益气、固表，可调理慢性鼻炎。

蒜头泡醋＋中药熏洗，调理过敏性鼻炎

孩子得了过敏性鼻炎，除了配合医生积极治疗、找到过敏原之外，还可以通过蒜头泡醋和中药熏洗两种方法进行调理，能够有效缓解。

• 大蒜＋醋，可以缓解小儿过敏性鼻炎

大蒜有杀菌效果，且有较强的刺激性气味；而醋也有杀菌的作用，且酸味也很重。大蒜浸泡在醋中，将两种具有刺激性气味的物质混合在一起，让孩子闻。这些气味分子混合在空气中，通过呼吸进入孩子的鼻腔，不仅有很好的杀菌作用，还有利于通窍。

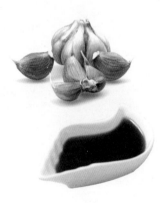

蒜头泡醋		
	材料	大蒜2头，醋适量。
	做法	选择质量较好的蒜头；浸泡到醋坛中，密封坛口，浸泡1个月。
	提示	在使用此方法治疗孩子过敏性鼻炎时，应避免刺激性气味过大，让孩子感到不舒服，所以在刚开始时，不要将醋坛的口子掀得太大，只需要掀一道小小的口子就可以了。

• 中药熏洗方，呼吸更顺畅

中药熏洗方		
	材料	防风、蒲公英各10克，蝉蜕、菊花各5克，辛夷、金银花各15克。
	做法	将方剂中的中药材加上400毫升的水，煎煮半小时，然后让孩子闻这些药水的气味。
	提示	孩子在闻的时候，一定要做深呼吸动作，因为只有这样，才能使得混合在水蒸气中的药物分子进入鼻腔。采用此方法要想达到应有的效果，一定要坚持。因为这是一个长期治疗的过程，并不是一两天就能见效的。

常做鼻部按摩，鼻炎不反复

控制鼻炎不反复发作，简单有效的方法当数鼻部按摩。给孩子进行穴位按揉，长期坚持，孩子自身的免疫力就会提高，自然可抵御鼻炎发作。

扫一扫，看视频

推鼻通

〔取穴〕位于迎香穴上方，也就是鼻翼外旁 0.5 寸，鼻唇沟上端尽头。

〔方法〕双手中指指腹从孩子印堂穴推搓至鼻通穴，如此往返30 次。

〔功效〕宣通鼻窍。

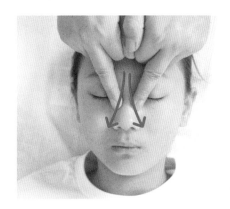

按揉迎香

〔取穴〕鼻翼外缘，鼻唇沟凹陷中。

〔方法〕用双手食指指腹按揉孩子两侧迎香穴，连做 8 次。

〔功效〕疏散风邪，通利鼻窍。

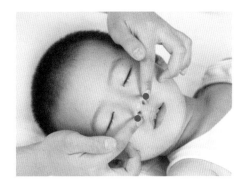

揉素髎

〔取穴〕在鼻尖的正中央。

〔方法〕用中指指端揉素髎穴 50 次。

〔功效〕缓解鼻炎引起的鼻塞、流涕。

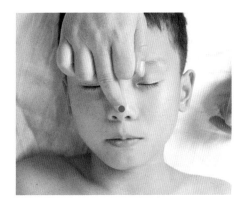

④ 从肺调理见效快，发热、咳嗽、鼻炎、哮喘

干冷季节防鼻炎，如何给房间加湿

秋冬季节，空气干冷，房间内使用加湿器可以润泽鼻腔，让鼻黏膜变湿润，从而阻挡外界邪气侵犯。同时加湿器可以增加空气湿度，使漂浮的颗粒降落，减少孩子吸入空气中的尘土，缓解鼻腔不适。

使用加湿器时，可以加入一些预防和缓解鼻炎的药物。

1 取金银花、菊花、藿香、白芷各适量，用水煎煮，然后取药汁用清水稀释后放入加湿器中。水汽不仅能湿润房间空气，还有清热解毒、芳香通窍的作用。

2 取菊花、蒲公英、辛夷各适量，用水煎煮，然后取药汁用清水稀释后放入加湿器中，可以缓解鼻塞、流鼻涕等症状。

3 将清热解毒口服液或双黄连口服液用水稀释后放入加湿器中，有助于预防或缓解鼻腔干燥。

4 加湿器中滴入几滴风油精也可以起到清热、通窍、滋润的效果。

肺气不足的孩子
更容易被哮喘盯上

感冒还是哮喘，一定要分清

咳嗽往往是感冒的症状，而哮喘也会引起咳嗽，所以，不少人会把孩子的哮喘当成感冒，以至于错过了最佳治疗时机。实际，感冒和哮喘是有区别的，倘若能了解这一点，当孩子出现咳嗽或者是类似感冒的症状时，就能做到早辨别，为孩子的健康成长增添一份保障。

● 哮喘不仅仅会咳嗽，还会有呼吸困难，发出呼噜声

这是感冒与哮喘二者之间较为显著的区别之一。之所以如此，是因为哮喘会导致支气管发生炎症，引起平滑肌收缩、黏膜肿胀、支气管变窄等现象，并且痰也会变多。以致患儿会出现呼吸困难，并发出咻咻声、呼噜声。如果孩子在出现咳嗽或者类似感冒症状时，连续听到 3 次类似声音，就应该是哮喘了。

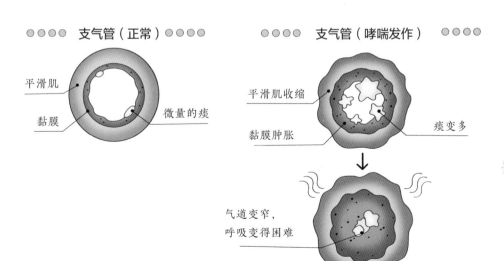

●●●●● 支气管（正常）●●●●●　　●●●●● 支气管（哮喘发作）●●●●●

平滑肌

黏膜　　　微量的痰

平滑肌收缩

黏膜肿胀　　　痰变多

气道变窄，
呼吸变得困难

孩子热喘，喝枇杷蜜汁清热止喘

孩子外感风热，感受风寒而化热，或者平时有阴虚的情况，多会出现热性哮喘。热性哮喘的主要症状有：咳嗽喘急，伴有小便发黄、便秘、发热面红、舌红苔黄、喜喝冷饮等。调理热喘，喝枇杷蜜汁效果佳。

孩子哮喘不用愁，喝枇杷蜜汁润肺平喘

一个3岁的孩子，患哮喘已经三个多月了，先前一直打针、输液，但都不能彻底消除病根。这阵子好了，过一阵子又犯。经过诊断，我知道孩子是因为体内实火重，再加上外界的风寒感染而化热，就引发了哮喘。调理这种热喘，清热是关键。我告诉孩子的妈妈，平时在家可以给孩子榨枇杷蜜汁喝，有清热、润肺、化痰的效果。孩子的妈妈按照我说的这个方法给孩子调理，孩子的哮喘症状得到了明显改善。

•枇杷＋蜂蜜，润肺、化痰、止喘

中医认为枇杷性凉，味甘、酸，归肺、脾、肝经，有润肺止咳、平喘的功效；蜂蜜有清热解毒、润肺平喘的功效。

枇杷蜜汁

材料 新鲜枇杷10个，蜂蜜50克。

做法

1. 枇杷洗净，去蒂、去核，切块。
2. 将适量凉白开和枇杷块一起放入榨汁机中榨汁，加蜂蜜调匀。

用法 每日可饮用3次，每次50～100毫升，适合1岁以上的孩子饮用。

功效 用于孩子热性哮喘。1岁内的孩子不宜使用。

家长怎样做，可以预防孩子哮喘

哮喘诱因很多，所以提前预防很重要。平时经常带孩子进行体育锻炼和户外活动，多呼吸新鲜空气以增强体质。避免接触过敏原，如花生、花粉、尘螨等。注意颈部保暖、避免受凉，防止上呼吸道感染。

李爱科谈
增强免疫力孩子少生病

孩子寒喘，两个穴位祛寒止喘

中医认为小儿受寒也是引发哮喘的主要原因。有些孩子平时阳气不足，饮食生冷，再受到外界的寒湿邪气，或者吸入冷空气，就有可能引动体内伏痰。痰随气升，气因痰阻，痰气交阻，阻塞气道，就会发生哮喘。

寒喘的孩子一般会出现喘急胸闷，四肢发冷，伴有痰多白沫、流清涕、面色淡白、舌淡红、小便色清等症状。推拿相关穴位，可以祛寒止喘。

揉外劳宫

〔取穴〕手背，与内劳宫相对。
〔方法〕用拇指指端按揉孩子外劳宫 100 次。
〔功效〕排出体内湿寒之气，化痰止咳。

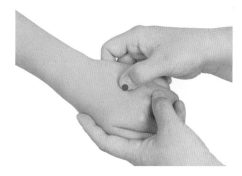

推膻中

〔取穴〕两乳头连线的中点。
〔方法〕用拇指桡侧缘，或食指、中指、无名指三指自孩子天突（胸骨上窝中央）向下直推至膻中 50 次。
〔功效〕宽胸理气，化痰止咳平喘。

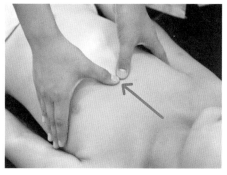

育儿 Tips

扫一扫，看视频

❹ 发热、咳嗽、鼻炎、哮喘，从肺调理见效快

李大夫直播间
家长最关心的育儿问题

1 冬春之交，身体抵抗力差的孩子怎样预防流感？

每晚睡前，孩子躺在床上，家长隔着衣服在其背部轻轻搓热，能起到预防感冒的作用。如果孩子出现轻度的鼻塞，可将孩子的耳朵稍微搓红，对调治鼻塞很有益处。

2 孩子咳嗽吃药老不好，3～5月份最容易复发，怎么办？

孩子很可能是正气不足，脾胃虚弱导致外邪侵肺而咳嗽。这时需要给孩子补脾。可在平时给孩子喝一些怀山药水。用30克干怀山药熬水，熬半小时后当水喝。经常饮用，可补脾固本，预防咳嗽。

3 如果孩子发热后出疹子，该怎么办？

如果孩子发热后出疹子（幼儿急疹除外），可以给孩子喝金银花露来解表退热。金银花露各大药店都有销售，有淡淡的甜味，很好喝，可以遵照医嘱或按照说明书服用。但是家长千万不要认为，既然金银花露好，就把它当饮料给孩子喝。只要喝上两天，把热毒排出来就可以了。

4 孩子睡觉打呼噜是怎么回事？

家长首先要意识到，孩子睡觉打呼噜并不是睡眠质量好的表现，而是存在睡眠呼吸障碍，千万不可掉以轻心。另外，家长一定要密切关注孩子的睡眠情况，如果是从不打鼾的孩子，反复感冒一段时间后出现了持续打鼾的情况，那么要高度怀疑是不是感冒引起了鼻炎或是鼻窦炎，造成气道阻塞，妨碍通气和引流，导致打呼噜。

脾为后天之本，
养好脾，孩子
吃饭香不积食

脾是孩子身体的能量仓库

为什么说"调理脾胃是医中之王道"

一个人小的时候，脾胃功能的好坏会影响他一生的健康。中医认为，肾为先天之本，脾为后天之本。先天充足需靠父母的给予，一出生就已经决定了。而后天的养护有赖于脾对营养物质的吸收、运输和代谢。脾为气血生化之源，为后天之本，孩子生长发育好不好，抗病能力强不强，都和脾的功能密切相关。

• 孩子的脾比较虚弱，应着重调理

医书《幼科发挥》中说："小儿脾常不足，尤当调理。调理之法，不专在医，唯调乳母，节饮食，慎医药，使脾胃无伤，则根本固矣。"意思是说，孩子的脾通常比较虚弱，应该着重调理，调理的方法不完全倚赖于医生，应该调节孩子的饮食，谨慎用药，使脾胃不受伤害，就能固健康之本。由此得出结论说，"调理脾胃者，医中之王道"。因此，家长一定要注意养护孩子的脾胃。

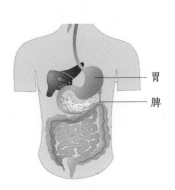

胃
脾

脾和胃是一对好邻居

• 哪些因素会伤孩子的脾

饮食不当	饮食过量，摄入过多高热量的食物，偏食，挑食
外感六淫 （自然界的风、寒、暑、湿、燥、火）	风邪容易引起厌食、呕吐、腹胀 寒邪易损脾阳，导致胃寒、呃逆 暑邪易导致夏天胃口不好 湿邪阻滞脾气，孩子会出现腹胀、食欲缺乏等症 燥邪耗伤津液，使脾胃失去濡养，导致孩子进食少、大便干燥 火邪会伤脾耗气，孩子会出现食欲不振、疲劳倦怠等症
情志失调	忧思伤脾：脾气郁结就会生病

脾胃功能对孩子健康的影响

● 孩子消化好，离不开脾的运化

中医认为，脾主运化，通常表现在运化水谷精微和运化水湿两个方面。

水谷精微是指食物中的营养物质。孩子吃的食物，在脾的作用下消化、吸收，再输布全身。如果脾功能好，孩子就会吃饭香、消化好，身体也健壮。相反，如果脾功能不佳，无论摄入多少有营养的食物，孩子也消化不掉，身体自然虚弱。

运化水湿指的是脾参与水液代谢。如果脾虚，水湿运化功能失常，孩子就会患许多病症，比如水湿停滞在肺，就会咳喘；停滞在肠道，就会腹泻，还会影响生长发育。

● 脾摄血、生血能力强，孩子气血充沛长得高

中医认为，脾主统血，指的是脾有摄血、生血的作用。一方面，脾能够统摄和控制血液在血管中正常运行，防止血液溢于脉外；另一方面，脾能够化生血液，也就是将食物中的营养物质转化为血液。孩子如果脾虚，必定会血虚，血虚就会导致体格、智力发育缓慢。

● 脾开窍于口，脾不伤孩子才有胃口

"脾开窍于口"，孩子脾功能正常，则味觉正常，吃什么都有味，吃饭香，身体就好。而脾功能失常，味觉也会发生变化，吃什么都没味，孩子身体也会不好。

● 肌肉结实的孩子，脾功劳最大

中医认为，脾主一身之肌肉。孩子的体格发育，离不开脾的呵护。脾气充沛，营养来源就充足，孩子肌肉结实，身体壮。相反，脾虚的孩子营养来源不足，易出现消瘦和四肢乏力。

小儿"脾常不足"，容易积食不消化

百病"积"为先

临床上因为积食生病的孩子很多。积食是指乳食停聚在中脘，积而不化，由气滞不行所形成的一种脾胃病。《景岳全书》中指出："盖小儿之病，非外感风寒，则内伤饮食。"这充分表明积食在孩子疾病中的高发。

• 孩子的很多病都与积食有关

临床上，孩子许多病看似种类各异，但多与积食有关，比如咳嗽、发热、反复感冒、咽炎、肺炎、头痛、便秘、腹泻等，都有可能是积食引起的。

• 孩子积食的常见症状有哪些

孩子积食的症状有很多，家长可以仔细观察、认真判断：口腔有异味；大便比较臭；大便次数增多，每次黏腻不爽；舌苔变厚；嘴唇突然变得很红；脸容易发红；食欲紊乱；夜间睡觉不踏实；感冒后容易咽喉肿痛；饭后腹部胀痛、易腹泻。

这些情况不一定同时出现，但每一条都可能与积食相关。

李爱科医案

孩子经常感冒、咳嗽有可能是积食惹的祸

有个6岁的小姑娘，是个"老病号"，总爱感冒，而且一感冒就咳嗽，长期不愈，抗生素、止咳药吃了不少也除不了根。孩子的妈妈反映，孩子大便时常干燥，嘴里还老有味。我观察到孩子颧骨红红的，舌苔又厚又腻，大冷天孩子的手心还是热的，这是积食的表现。我对孩子的妈妈说，孩子咳嗽可能是吃零食吃出来的。平时甜的、油炸的吃多了，将孩子的脾胃都吃坏了，吃进去的东西不能消化，都在身体化成痰了，略微着凉就会咳嗽。我给孩子开了消食导滞、宣肺化痰的药，嘱咐孩子平时认真吃正餐、多吃青菜，尽量不吃高热量的零食。后来，孩子的咳嗽很快就好了，基本没有再犯。

"小胖墩""豆芽菜"，都是孩子脾胃出了问题

● 胖孩子和瘦孩子的家长，各有各的烦恼

时常听到有家长抱怨："我家孩子太瘦了，怎么喂也不胖。你看人家的孩子，胖乎乎的，多可爱。"却不知，"小胖墩"的家长也是满腹苦水："孩子胖，可不结实，身体总闹毛病。而且胖也妨碍运动，长大后也不好看。"

其实，不管是"小胖墩"还是"豆芽菜"，都是孩子脾胃虚弱引起的。

瘦弱的孩子就像豆芽菜，我们说这种孩子脾胃虚弱，比较好理解。孩子脾胃功能不好，吃进去的食物不能很好地消化吸收，自然长不胖。这种孩子脸色不好，睡眠也不好，身体素质也不会多么好。如果这时不注意调养脾胃，进一步发展就会出现营养不良，也就是中医说的"疳积"。这种孩子通常比较消瘦，生长发育也会受影响。

至于"小胖墩"，大家可能觉得这种孩子能吃，为何还是脾胃虚弱呢？因为仅是能吃不行，还要看他吃进去能不能消化。吃得多，不能消化，就会变成虚胖。

● 顺着脾胃的脾气吃，孩子才能真正健康

其实就是要求我们吃好一日三餐。《黄帝内经》中有"五谷为养，五果为助，五畜为益，五菜为充"的说法，把主食、蔬果、肉蛋奶合理搭配，不偏食不挑食，适当多吃蔬菜，这就是顺着脾胃的脾气来吃。

平时，可以适当给孩子吃些具有健脾消食作用的食物，如山楂、山药、红枣等。

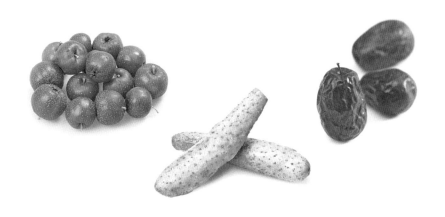

闷热潮湿的环境，怎样做才不伤脾

闷热潮湿的环境，湿邪容易损伤人体的阳气，特别是脾容易被湿困导致脾失健运，孩子会出现食欲缺乏、大便稀溏等症状，严重的甚至会出现肠胃炎等疾病。所以，在闷热潮湿的环境中要注意除湿，提防湿邪伤脾。

● 闷热的环境，孩子的消化功能会减弱

在闷热的环境，如夏季，气温高，雨水较多，尤其是三伏天，空气湿度很大，而脾喜燥恶湿，所以在夏季脾功能最易受影响。一旦脾阳为湿邪遏制，脾气就不畅，孩子的消化功能就会减弱。

● 吃健脾胃、化湿邪的食物以利脾

如果环境闷热潮湿，为了防止湿邪侵袭人体，可以多吃些除湿的食物，比如绿豆、薏米、红豆等，这些食物有很好的清热利湿作用。

此外，由于天气炎热，孩子往往胃口不佳，可适当吃些性偏凉的食物，比如新鲜蔬果、鸭肉、兔肉等。而油炸、烧烤食品就不适合食用，因为这些食物较油腻，不易消化，会使本来就不佳的脾胃功能更虚弱。

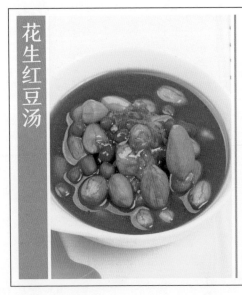

花生红豆汤

材料 红豆30克，花生米50克。

调料 糖桂花5克。

做法

① 红豆与花生米淘洗净，用清水浸泡2小时。

② 将泡好的红豆与花生米连同水一并放入锅中，开大火煮沸。

③ 转小火煮1小时，放入糖桂花搅匀即可。

用法 每周服用2～3次。

功效 红豆能利尿除湿，花生有补血的效果，此汤能补血、利尿除湿。

怎样吃零食，既满足孩子味蕾又不伤脾胃

生活中有不少孩子不喜欢吃饭，却喜欢吃零食。经常吃零食的孩子，常面黄肌瘦，容易积食。这也使得许多家长非常担忧。

● 选择零食有讲究

健康是给孩子选择零食的第一道关卡。在给孩子选择零食时，尽量选一些低脂低盐的食物，比如新鲜的奶制品、新鲜水果、健康谷类食物等，建议不喝或少喝含糖饮料。在吃零食的时间上，可以选择餐前 1 小时左右较为适宜。

可以常吃的零食	无糖或低糖燕麦片、煮玉米、全麦面包、豆浆、香蕉、梨、桃、苹果、核桃仁、榛子、鲜牛奶、纯酸奶等
可以适当吃的零食	黑巧克力、原味馍片、葡萄干、奶酪、不加糖的鲜榨橙汁等
少吃或不吃的零食	糖果、炸鸡翅、炸薯片、奶油夹心饼干、方便面、奶油蛋糕、罐头、果脯、可乐、冰激凌等

黄色、甘味食物，养脾效果好

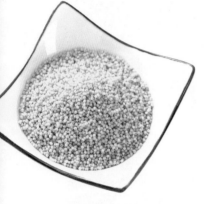

金黄的小米，味道香甜又养脾

小米颜色金黄，是我国古代的"五谷"之一。小米味道香甜，常吃可以强健孩子脾胃，调理积食、厌食问题。

● 如何辨别新米、旧米

新米颜色微黄、色泽鲜艳，有一股小米的正常气味；旧米则色泽比较暗。

● 这样吃，对脾胃好

小米等谷类中缺乏赖氨酸，而豆类赖氨酸含量较高，二者搭配可实现氨基酸互补，提高营养价值。

● 最佳搭配

小米 + 南瓜	健脾，暖胃

● 让孩子更爱吃的做法

性味归经
性凉，味甘、咸；归脾、胃、肾经

食用年龄
6 个月以上

推荐食用量
每天 20 ~ 30 克

哪些孩子不宜吃
气滞、小便清长的孩子

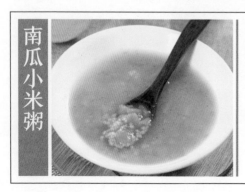

南瓜小米粥

材料 小米 50 克，南瓜 100 克。

做法

① 南瓜去皮去瓤，切成小块；小米淘洗干净。

② 将小米、南瓜块一起倒入锅内，加水，大火烧开后，转小火煮 20 ~ 30 分钟即可。

山楂来开胃，孩子吃饭香

山楂是常见的开胃佳品，在中国古代深受宫廷贵族的喜爱。相传，山楂治好了杨贵妃的消化不良。孩子适量吃点山楂，可以健脾助消化。

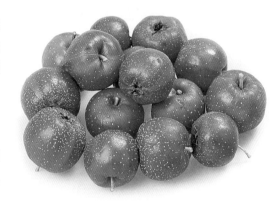

• 如何挑选新鲜山楂

挑选山楂时，要仔细查看表面有无裂口、虫眼。新鲜山楂颜色较红亮，果肉质地紧实，捏起来感觉较硬。

• 这样吃，对脾胃好

炖肉时放点山楂，肉容易炖烂，味道也很鲜美，而且有助于消化。

• 最佳搭配

山楂 + 红枣	消食化滞，补铁
山楂 + 小米	健脾养胃

性味归经
性微温，味酸、甘；归脾、胃、肝经
食用年龄
1 岁以上
推荐食用量
每天 5 ~ 10 克
哪些孩子不宜吃
胃酸分泌过多者、口腔疾病患者

• 让孩子更爱吃的做法

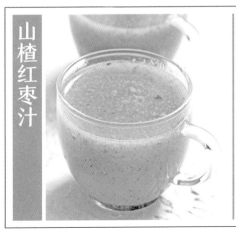

山楂红枣汁

材料　山楂、红枣各 100 克。

调料　冰糖适量。

做法

❶ 山楂、红枣分别洗净，去核，切碎。

❷ 将山楂碎、红枣碎放入果汁机中搅打，打好后倒入杯中，加入冰糖，搅拌均匀即可。

⑤ 脾为后天之本，养好脾，孩子吃饭香不积食

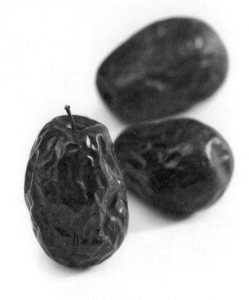

一日三枣，补脾补血气色好

红枣是水果中的"宝石"，富含膳食纤维、B族维生素，适量食用有促便、健脾的作用。

● 如何选购优质红枣

好的红枣应该皮色紫红，颗粒饱满且有光泽，说明熟度和新鲜度都较高。如颗粒干瘪又没有光泽，则说明品质较差。

● 这样吃，对脾胃好

红枣适合做汤、羹、粥，可强健脾胃，促进消化。

● 最佳搭配

红枣 + 大米	健脾，补中益气
红枣 + 枸杞子	滋肾健脾，补血

● 让孩子更爱吃的做法

性味归经
性温，味甘；归脾、胃、心经
食用年龄
7 个月以上
推荐食用量
每天 2 ~ 3 枚
哪些孩子不宜吃
大便不顺畅的孩子

红枣苹果汁

材料　苹果 300 克，红枣 3 枚，枸杞子 5 克。

调料　蜂蜜适量。

做法

❶ 苹果洗净，去皮、去核，切丁；红枣洗净，去核，切碎。

❷ 将所有食材放入榨汁机中，加入适量水搅打，打好后加入蜂蜜调匀即可。

李爱科谈
增强免疫力孩子少生病

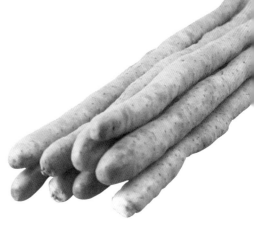

山药健脾胃，孩子身体壮

山药肉质洁白细腻、质地柔滑鲜嫩，既可做主粮，又可做蔬菜。据古籍记载，多食山药有"聪耳明目""不饥延年"的功效，对人体健康很有益。

• 如何选购鲜山药和干山药

鲜山药含淀粉较多，挑选时要用手掂一掂重量，大小相同的山药，较重的更好。同时，注意观察山药的表面，不要有明显的斑痕（烂斑、虫斑、伤斑等）。看看山药的断面，肉质呈雪白色说明是新鲜的，若呈黄色甚至有黑点，就不是新鲜的山药。

干山药一定要去正规中药店购买，品质比较有保障（以颜色雪白或淡黄色，质地坚实的为佳）。

• 这样吃，对脾胃好

山药和小米一起搭配煮粥，可以健脾益肾，促进消化。

• 让孩子更爱吃的做法

性味归经
性平，味甘；归脾、肺、肾经
食用年龄
6 个月以上
推荐食用量
每天 40～50 克
哪些孩子不宜吃
身体燥热、便秘的孩子

• 最佳搭配

山药 + 木耳	健脾润肺
山药 + 小米	健脾益肾

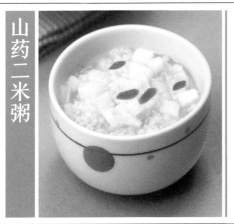

山药二米粥

材料　小米、大米各 15 克，山药 40 克，枸杞子 3 克。

做法

❶ 枸杞子洗净；大米洗净，浸泡 30 分钟；小米洗净；山药去皮，洗净，用料理机打碎。

❷ 锅内放入清水烧开，放小米、大米、山药碎，大火煮开后转小火熬煮 30 分钟，加枸杞子煮 10 分钟即可。

捏捏揉揉健脾胃，三个穴位胜补药

推脾经——健脾胃，补气血

孩子的拇指对应脾经，家长常给孩子推拿拇指，称为推脾经。推脾经又分为补脾经和清脾经。补脾经可以增进孩子食欲，清脾经能够改善孩子因消化不良造成的积食、长口疮等问题。

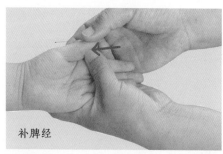

补脾经

清脾经

补脾经

〔取穴〕拇指桡侧面，指尖到指根成一直线。

〔方法〕用拇指指腹从孩子拇指指尖向指根方向直推脾经100 ~ 200次。

〔功效〕增强体质，改善厌食、乏力等症状。

清脾经

〔取穴〕拇指桡侧面，指尖到指根成一直线。

〔方法〕用拇指指腹从孩子拇指指根向指尖方向直推脾经100 ~ 200次。

〔功效〕清脾胃之火，防积食、口臭。

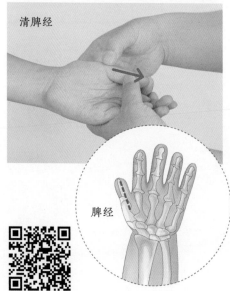

脾经

扫一扫，看视频

推揉板门——开胃口，吃饭香

孩子吃饭不香、消化不好，这是许多家长面临的棘手问题。遇到这些情况，可以按揉孩子的板门穴调理。按揉板门有助于消食化滞。

• 板门，脾胃之门

板门被称为"脾胃之门"，几乎所有消化系统疾病都可以通过板门调理。推拿板门，通常有揉、推两种方法，不同方法有不同的调理效果。

因为孩子脾常不足，积食是常有的事情，家长可以时常给孩子揉一揉板门，对脾胃的保健效果很好。如果孩子不想吃饭、腹胀，更要好好揉板门。横推板门，依据方向不同，还有止泻或止呕的作用。

揉板门

〔取穴〕手掌大鱼际部或拇指本节
0.5 寸处。

〔方法〕用中指指腹揉孩子大鱼际
（手掌正面拇指根部，下至
掌根，伸开手掌时明显突出
的部位），每次揉 3 分钟，
每日 1 次。揉法适用于日
常保健和一般的消食化积。

〔功效〕健脾胃，助消化。

推板门

〔取穴〕手掌大鱼际部或拇指本节
0.5 寸处。

〔方法〕用拇指指腹从孩子的大鱼际
推向腕横纹，用于止泻；用
拇指指腹从孩子的腕横纹推
向大鱼际，用于止呕。每次
推 80 ~ 100 下。

〔功效〕止泻、止呕。

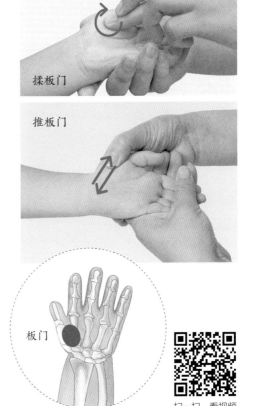

揉板门

推板门

板门

扫一扫，看视频

按揉足三里——增强免疫力，胜吃老母鸡

足三里是有名的强壮穴，有很好的补益作用。中医有"要使孩子安，三里水不干"的说法，本来是指用化脓灸法对孩子的足三里穴进行艾灸，达到祛病健身的目的。平时在家，常给孩子按揉足三里，同样也能起到健身防病的效果。

• "肚腹三里留"

《四总穴歌》中有一句话"肚腹三里留"，如果孩子有消化不良的早期症状，如不想吃饭、腹胀、恶心，按一按足三里，可改善胃口不佳。

• 按揉足三里，健脾胃，长高个儿

按揉足三里有补益脾胃、健胃消食、强壮身体的作用，尤其适合脾胃虚弱的孩子做日常保健，对于发育不良、营养不良、感冒、虚喘等病症有很好的辅治效果。

按揉足三里

〔取穴〕足三里穴位于外膝眼下3寸，胫骨旁开1寸处。站立后弯腰，把同侧的手掌张开，虎口围住膝盖外缘，四指向下，食指按在胫骨上，中指尖所指的位置就是足三里。

〔方法〕用拇指指腹按揉孩子两侧的足三里穴，每侧按揉100～200次。如果是日常保健，按揉的力度可以轻柔一些；如果孩子有积食症状，按揉的力度要稍重一些，时间也可以适当长一些。

〔功效〕健胃消食，强壮身体。

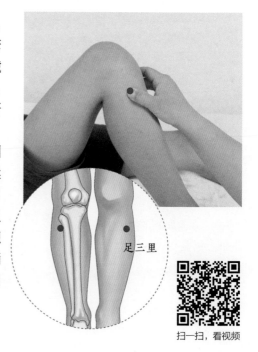

足三里

扫一扫，看视频

PART

6

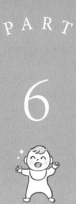

肚子疼、腹泻、
便秘、感冒，
病根在脾胃

儿科医生最怕孩子说肚子疼

为什么孩子常念叨"肚子痛"

要问儿科医生，最怕治疗什么病，他们多半会说"最怕孩子肚子痛"。几乎所有的小孩都曾经喊过肚子痛，但要明确肚子痛的原因，往往比较困难。

• 为什么说小儿肚子痛很复杂

不少孩子只会说肚子痛，具体哪里痛，怎么个痛法却说不清，有没有其他伴随症状也说不清楚。对于医生来说，小儿腹痛，尤其是不会说话的婴幼儿腹痛，是个很棘手的问题。从肠绞痛到需要马上处理的肠套叠，从腹胀到阑尾炎，许多疾病都会导致腹痛。

• 学会观察孩子的表现和腹部症状

腹痛的表现多种多样，有轻有重，有急有缓，当孩子哭闹说腹痛时，家长不必慌张，要仔细观察孩子的表现和腹部症状。可以让孩子躺在一个比较舒适的地方，双腿屈曲，放松腹部，家长用右手从下到上轻轻地触摸腹部，反复几次。当触及某个部位孩子哭闹或疼痛明显，就可以确定疼痛的部位了。根据腹痛的部位和有无腹部胀气、呕吐等情况，可以初步判断孩子腹痛发生的原因，便于就诊的时候把详细情况告诉医生。

• 养好脾胃，不让肚子痛折磨孩子

中医认为，脾胃是后天之本。孩子的许多健康问题都和脾胃有关。孩子腹痛可能是由脾胃虚寒、肠道功能受损引起的，只有养好脾胃，孩子才不容易被腹痛盯上。要注意孩子日常生活及饮食调理，因为孩子吃东西特别是自己喜欢的，常常没有节制。或者有时候孩子不想吃，家长就哄着吃，这些都容易造成孩子进食过饱，伤害脾胃。

平时饮食既不能让孩子吃得过饱，也不能饿过头，否则就会伤脾。

脾阳虚的孩子，经常腹部寒痛

对于小儿腹痛，家长可能怀疑"是不是着凉了"？的确，受凉是引起腹痛的一个重要原因。

● 为什么腹部受凉会疼痛

腹部受凉，会使寒邪凝结在胃肠，使气机凝滞，不通则痛。不少孩子晚上睡觉时蹬被子，第二天就会出现肚子痛的情况，如果用暖水袋敷一下，肚子暖和过来，疼痛就会缓解。

● "傻小子睡凉炕，全凭火力壮"的医学道理

有的孩子很皮实，即使偶尔受凉，也没有大问题，第二天照样活蹦乱跳的。这是怎么回事呢？

其实，上述两类孩子的区别就是脾功能的强弱。皮实的孩子脾功能好，对寒邪的抵御能力强，不会轻易生病；而经常受寒腹痛的孩子，一般脾阳不足，不能克制寒气，这种孩子不仅经常腹痛，也容易呕吐、腹泻，又因为阳气不足，不能温煦全身，手脚也时常是冰凉的。

● 孩子受凉腹痛，宜温运健脾

调理孩子受凉腹痛，以温运健脾为主。平常应吃一些健脾暖胃的食物，如南瓜、牛肉、红薯等。同时要注意节制饮食，不能暴饮暴食，不吃过多寒凉之品，也不能吃太油腻和不易消化的食物。

● 薯蓣粥：健脾暖胃的古方

该方出自中医大家张锡纯，薯蓣也就是山药。用干山药500克碾成粉，每次用30克山药粉调入适量水，慢火熬煮，不停地用筷子搅拌成糊状。时常食用，就会见效。

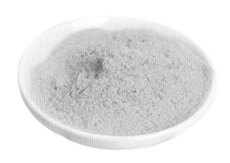

枸杞山药牛肉汤，暖脾胃、消腹痛

牛肉是餐桌上不可或缺的一种食材，也是一味暖脾益胃的好食材，尤其适合脾胃虚弱的孩子食用。

• 健脾补气多吃黄牛肉

中医认为，牛肉有很好的补益作用。《韩氏医通》记载："牛肉补气，与黄芪同功。"牛肉能补脾胃、益气血、强筋骨，中气不足、气血两亏、脾虚腹痛腹泻的人尤其适合多吃牛肉。

相比而言，黄牛肉补气血、健脾胃的作用更好，更适合脾胃虚弱的孩子。但是因黄牛肉性偏热，所以口舌生疮、容易过敏的孩子慎食。

• 吃牛肉，搭配有讲究

牛肉与不同的食材搭配，有不同的养生功效。

牛肉 + 黄芪	补气
牛肉 + 山药	温脾止泻
牛肉 + 枸杞子	补虚健体

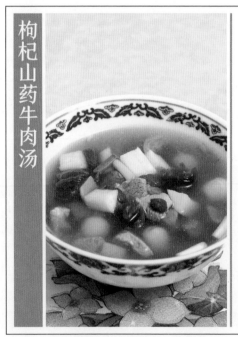

枸杞山药牛肉汤

材料 牛肉 100 克，山药 50 克，莲子 10 克，桂圆肉、枸杞子各 5 克。

调料 葱段、姜片、清汤、盐各适量。

做法

❶ 牛肉洗净，切块，焯水后捞出沥干；山药洗净，去皮，切块；莲子、枸杞子、桂圆肉洗去杂质备用。

❷ 砂锅内放入清汤、牛肉块、葱段、姜片，大火烧开后改小火炖 2 小时，放入山药块、莲子、枸杞子、桂圆肉，小火炖 30 分钟，加盐调味即可。

用法 吃肉喝汤，每周食用 2～3 次。

功效 暖脾祛寒，止腹痛。

脾虚积滞也会引起肚子疼

对于慢性腹痛的孩子来说，积食是一个常见的诱发原因。如果孩子是积食腹痛，可在医生指导下选用消积、导滞、理气的中药进行综合调理，比如说，可用既能理气又可消食的砂仁、白蔻仁，再配上具有理气和胃作用的木香等。对于轻度的积食腹痛，巧用盐和白萝卜也可以应对。

●消积食，就用盐包热敷肚脐

把粗盐装进一个小布袋里，放入微波炉里加热，然后每天在孩子脐周热敷。中医将肚脐命名为"神阙"，认为它是人体体表重力场的中心，对人体中的外表物质有强大的收引作用。而盐具有软坚散结的作用，当热盐敷在脐周时可间接达于肠胃，从而可以软化肠道中积滞的食物，起到消积导滞的作用。

●白萝卜熬水，消积化食好帮手

白萝卜是消积化食的好帮手，家长可将白萝卜洗净后熬水给孩子喝，从而起到理气、消食、化痰的目的。

也可以将生白萝卜捣成泥，敷在肚脐周围，可以促进肠胃蠕动，达到与热盐敷脐异曲同工之效。因为生白萝卜辛香走窜，入肺、胃经。

育儿 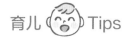 Tips

孩子腹痛时，能否用止痛药止痛

不能在没有医生允许的情况下随意给孩子服用止痛药，因为某些药物可能会对孩子胃黏膜产生刺激，从而使疼痛加重。

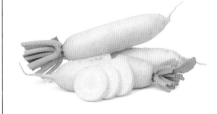

白萝卜：消积化食，止腹痛

清脾经、揉板门，消积食止腹痛

孩子腹痛是较为常见的病症，表现为下腹、脐周发生不同程度的疼痛，常伴有形体消瘦、哭闹不安等情况。引起腹痛的原因很多，对于积食引起的腹痛，可以通过推拿调理来改善。

扫一扫，看视频

李爱科医案

清脾经、揉板门，积食腹痛轻松除

一位妈妈带着她 7 岁的小女儿找我，说前天晚上美味吃多了，半夜孩子就开始肚子痛。到医院看急诊，医生诊断是积食导致的腹痛，建议针灸调理。可是孩子不配合，吓得哇哇直哭。我运用推拿的方法，给孩子清脾经 100 次，揉板门 100 次，孩子的肚子就不痛了。

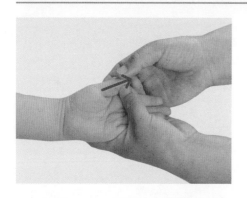

清脾经

〔取穴〕拇指桡侧缘指尖到指根成一直线。

〔方法〕用拇指指腹从孩子拇指指根向指尖方向直推脾经100 次。

〔功效〕消食化积，改善腹痛。

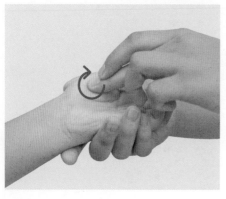

揉板门

〔取穴〕手掌大鱼际部或拇指本节0.5 寸处。

〔方法〕用中指指腹揉孩子板门100 次。

〔功效〕揉板门可健脾和胃，通达上中下三焦之气，缓解孩子积食腹痛。

李爱科谈
增强免疫力孩子少生病

用一物给孩子泡澡，缓解受寒腹痛效果好

中医认为，生姜性温，味辛，归脾、胃、肺经，用生姜水给孩子泡澡，可以调理孩子脾胃虚寒引起的腹痛不安。

李爱科
医案

用生姜水洗澡，缓解 4 岁女孩的腹痛

曾经在门诊遇到一位 4 岁的女孩，小女孩腹痛已经两个多月了，以肚脐周围和上腹部疼痛较为厉害，睡觉时疼痛会加重。我诊断为风寒腹痛，于是告诉孩子家长：取生姜半斤（250 克），煮水洗澡调理，连续数日，疼痛大减。1 个月后随诊，腹痛已经痊愈。

生姜水泡澡法

材料 生姜 250 克。

做法

❶ 将生姜切成片，放入锅内，加水 3000 毫升左右，加热煮沸 2～3 分钟。

❷ 将生姜水倒入适宜的水盆或水桶中，再加上适量凉水，待水温适宜，将孩子放入澡盆中，温洗全身 10～20 分钟，直到全身皮肤微红，略出汗为宜。

用法 每日 1 次，连续数日。若是久病，则需要连续 1～2 个月。

功效 儿童急慢性腹痛，属寒证者。症见腹痛、遇风加重，多伴有面色发白发暗，曾有受风寒病史，例如吃寒凉食物、吹风、吹空调等。

提示 泡澡时，家长要紧密看护，以防发生烫伤和呛水等意外，洗完后应立刻穿衣保暖，以防受寒；疼痛较久或顽固者，泡澡需要长期坚持，方能起到较为稳固的效果；若水温变凉，可以添加热水。有的孩子对生姜过敏，容易引起皮肤红肿、痒甚至疼痛，这样的情况，就不适宜用生姜水泡澡。

PART
6
肚子疼、腹泻、便秘、感冒，病根在脾胃

治腹泻，关键是辨清病因

一拉肚子就用止泻药，对吗

孩子拉肚子，到底是否需要用止泻药？什么时候用？用哪些？这都需要根据专业知识进行判断。千万不要简单粗暴地给孩子用药，不管任何时候都不能这样做。

为什么孩子吃止泻药，腹泻却越来越严重

有一位妈妈，她自己总是便秘，就买了许多通便的药物吃。有时候药吃多了闹肚子，自己就吃止泻药，所以家里也常备止泻药。孩子闹肚子时，她就找点药给孩子吃。结果发现，孩子吃药不管用，而且越来越严重。为什么呢？原来家长不辨病因，就随意给孩子用药，孩子止泻药吃多了，病菌已经产生耐药性了。

• 如何简单区分非感染性和感染性腹泻

按照病因，腹泻一般分为两大类，感染性腹泻和非感染性腹泻。感染性腹泻的孩子多伴有恶心、呕吐、发热、咳嗽；非感染性腹泻主要是由于消化不良或者饮食不当所致，大便中会出现一些未消化的食物颗粒，通常不伴有咳嗽、发热、头痛等。所以孩子发生腹泻，一定要请医生诊断清楚后，遵医嘱用药。

因腹泻导致脱水怎么办

腹泻容易造成脱水，如果孩子嘴巴发干、嘴唇干裂、小便量少且暗黄，这说明孩子已经脱水了，需要赶紧补水。口服补液盐是安全有效的方式，一般药店都有销售。如果孩子多次腹泻且量多，眼窝凹陷，皮肤松弛等，或高热不退等，应及时去医院就诊。

拉肚子一定要禁食吗

孩子腹泻的时候该吃些什么？是许多家长都头痛的一件事情。"孩子闹肚子要禁食"成为许多家长的认知误区。

● 拉肚子是否禁食，要根据不同情况而定

有不少家长认为，腹泻的时候就应该让孩子断食调理，觉得孩子饿一阵子就不会腹泻了。孩子禁食，是为了让胃肠道休息。但这样的认知不一定对。因为即使孩子不吃不喝，胃也会分泌胃酸，肠道也会分泌肠液。在饥饿状态下，肠胃的蠕动反而会更快。而且孩子本来身体就不适，因腹泻丢失了大量水分和营养物质，不给他吃东西补充营养，身体怎么对抗病菌呢？

一般来说，孩子腹泻是不需要禁食的。如果腹泻伴有严重的呕吐，可以短时间禁食，或者给孩子适当喝一点米汤，以防营养缺失。当孩子呕吐缓解时，还是要适时喂食。

● 孩子闹肚子时，吃些什么养肠胃

孩子闹肚子时消化功能不太好，但并不是完全罢工，只是吸收的营养少一点。所以只要孩子愿意吃，家长就要给他吃。孩子闹肚子时，大便次数较多，大便较稀，会损耗许多水分，所以适合吃营养丰富、好消化的流质或半流质食物，比如米粥、烂面条等。生硬、寒凉、油腻的食物则不宜食用。

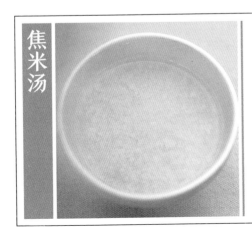

焦米汤

材料 米粉200克。

调料 白糖适量。

做法 将米粉炒至焦黄，加适量水，煮沸呈稀糊状，调入少许白糖即可。

用法 每天饮用1~2次。

功效 止腹泻，易消化。

6

肚子疼、腹泻、便秘、感冒，病根在脾胃

孩子寒泻的快速止泻方——石榴皮红糖水

孩子脾胃虚寒会导致腹泻，这就是所谓的寒泻。通常见表现为一天多次腹泻，排水样便。出现这种情况，家长首先不要慌忙，用石榴皮和红糖煮水给孩子喝，能够有效止泻。

● 石榴皮、红糖煮水可止泻

中医认为，石榴皮具有涩肠止泻、杀菌驱虫的功效；红糖具有暖腹功效，能有效祛除体内寒气。关于石榴皮，《滇南本草》中有记载："治日久水泻，同炒砂糖煨服。"对于持续时间较长的水样便腹泻，用石榴皮和红糖一起煮水服用，有助于缓解腹泻。

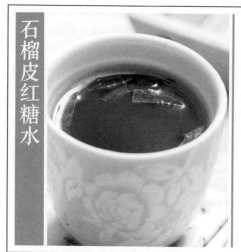

石榴皮红糖水

材料 石榴皮 2～3 克，红糖 3 克。

做法

❶ 将石榴皮、红糖放入锅中，加水适量。

❷ 用小火煮开 3 分钟，即可饮用。

用法 凉温后给孩子喝，过 5 小时后再把剩下的温热后喝完。

功效 温脾暖胃，止寒泻。

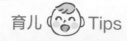

育儿 Tips

调理小儿寒泻简单有效的饮食方法是什么

《饮膳正要》中介绍吃炒面止寒泻的效果也很好。具体做法是：将面粉炒黄，调糊，每天 3 次，具体用量根据孩子的年龄、食量而定。一般 1 岁以上一次用量 10～15 克，加入红糖 3～5 克，用开水 10～15 毫升调糊即可食用。年龄小者酌减，一般两三天就能痊愈。

李爱科谈
增强免疫力孩子少生病

孩子湿热泻的快速止泻方——陈皮红枣饮

湿热型腹泻是孩子腹泻很常见的类型，夏秋之交最常见，它其实跟脾虚有关系。一般来说，患湿热型腹泻的孩子大都脾胃虚弱，外感湿热后，内伤食滞，导致腹泻。

● 湿热泻的病因和常见症状

小儿湿热泻，是因为大肠的传导功能失职，腑气不通，不通则痛，所以孩子时常会肚子痛。孩子肚子痛后就有便意，但是解完大便后疼痛也不能缓解。同时大便黏腻，气味也很臭。孩子会感觉肚子发胀，口渴，食欲不佳，浑身疲乏，烦躁不安。这种腹泻跟其他类型的腹泻相比还有一个明显区别，就是孩子会感到肛门灼热。这种类型的腹泻需要清热、利湿、止泻。

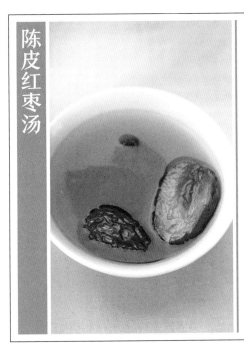

陈皮红枣汤

材料 去核红枣 20 克，陈皮 10 克。

做法

① 锅内放入红枣，炒至微焦。

② 加入洗净的陈皮，倒入适量水煎 15 分钟。

用法 趁温热当茶喝。

功效 凡是脾胃虚弱、食欲缺乏、疲乏无力、大便稀溏等症状，都可以用红枣。陈皮可以健脾燥湿、降逆止呕，跟红枣合用，可以较好地调理食欲缺乏等症状。

提示 食疗的同时，应尽量清淡饮食，可以选择菜汁、果汁、蛋汤、稀粥等流食。

吃坏肚子腹泻不止，喝苹果汤好得快

每当节假日过后，伤食泻的孩子就会增多。为什么孩子会出现伤食泻呢？简单来说，吃太多，吃伤了。

● 苹果可健脾益胃，调理伤食型腹泻

伤食型腹泻的孩子，闹肚子的同时常伴随消化不良。孩子往往会觉得腹胀，胃口不好，不想吃东西，还有口臭。因为腹泻前会肚子痛，所以很小的孩子可能会哭闹不安，解完大便之后，腹痛会减轻，就不再哭闹了。孩子的大便酸臭黏腻，如果是婴儿，大便中还可看到没消化的奶块。这种类型的腹泻，调理起来要消食和中。苹果有益脾止泻的功效，可调理伤食引起的腹泻。

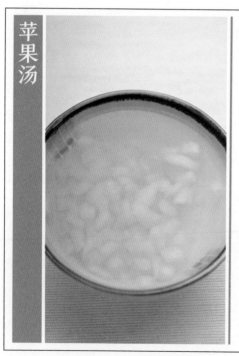

苹果汤

材料 苹果1个。

调料 盐少许。

做法

❶ 将苹果洗净，去皮、去核，切碎。

❷ 锅内加250毫升水和少许盐，下苹果碎，煎成汤当茶喝。

用法 趁温热饮用。

功效 止泻。

提示 半岁后的孩子，可以直接吃苹果泥。将一个苹果洗净去皮，然后用汤匙慢慢刮成泥状即可。现在许多家庭有榨汁机或料理机，可以直接打碎给孩子吃。

孩子经常拉肚子，推拿调理见效快

小儿腹泻通常是脾胃功能失调导致的一种症状，四季皆可发生，夏秋季较多见。慢性腹泻往往会导致营养不良、生长发育迟缓等。中医认为，孩子脾胃虚弱、喂养不当、饮食不节或外感风寒等，都会导致脾胃运化失调引起腹泻。

扫一扫，看视频

李爱科医案

摩腹、推上七节骨，孩子腹泻立即停

有个 3 岁的小男孩，夏天和爸爸妈妈一起在空调房里生活。有一天晚上洗完澡，小家伙说肚子疼，紧接着放了一个臭屁，就直接拉到床上了。我判断，小男孩是因为吹空调肚子受了凉，引起消化不良才拉肚子的。我给孩子摩腹 3 分钟，推上七节骨 100 次，之后孩子的肚子不疼了，腹泻也得到了控制。

摩腹

〔取穴〕整个腹部。

〔方法〕家长用除拇指外的其余四指逆时针推拿孩子腹部 3 分钟。

〔功效〕健脾胃、助消化，能有效调理腹泻。

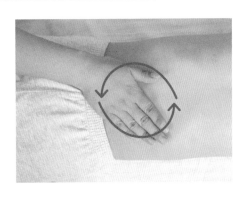

推上七节骨

〔取穴〕第四腰椎至尾骨端（长强）成一直线。

〔方法〕用拇指桡侧面，或食、中二指自下而上直推七节骨 50 ~ 100 次。

〔功效〕推上七节骨可温补阳气，止腹泻。

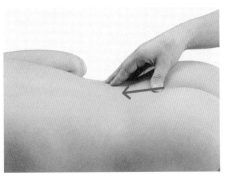

PART 6 肚子疼、腹泻、便秘、感冒，病根在脾胃

孩子腹泻痊愈一周之后，才能恢复正常饮食

孩子腹泻的时候，最好吃清淡、易消化、有营养的食物。千万不要给孩子盲目进补。

即使孩子已经不再腹泻了，家长也不要忙着给孩子进补。刚刚痊愈的孩子肠胃功能还没有完全恢复，饮食仍要以清淡为原则，既不能吃得太好，也不能吃得太多。若孩子腹泻刚好，就大鱼大肉给他吃，很可能导致腹泻反复。通常来说，看到孩子不再腹泻，随后的三五天里还是要少吃高蛋白、高脂、高糖的食物。差不多一周后，才能恢复到正常饮食。

孩子腹泻期间，推荐这些食物

孩子腹泻期间，可以多吃一些有止泻作用的食物，例如苹果泥、胡萝卜菠菜豆腐汤等；还可以给孩子吃容易消化的食物，比如香菇油菜面、山药小米粥等。

食谱推荐

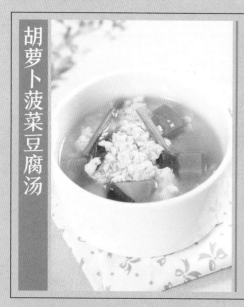

胡萝卜菠菜豆腐汤

材料 菠菜、胡萝卜各100克，豆腐50克，鸡蛋1个。

调料 面粉、姜汁、盐各适量。

做法

1. 菠菜择洗净，焯水，切段；胡萝卜洗净，去皮，切块；豆腐焯水，捞出沥水，放入碗中，加鸡蛋、面粉搅拌成蓉。
2. 锅中加入清水、胡萝卜块，煮沸，放入豆腐蓉。待豆腐蓉浮起时，放入菠菜段，稍煮，加盐调味，滴入姜汁即可。

脾胃运化不畅，便秘的孩子多遭罪

脾胃功能弱，饮食不当，孩子容易便秘

随着生活水平的不断提高，饮食越来越精细，孩子便秘也越来越常见。其实，孩子便秘通常是脾胃功能不好、饮食不当等引起的。

● 孩子便秘多是脾虚和燥热造成的

燥热造成的便秘与饮食关系密切。许多孩子不爱吃蔬菜，就爱吃肉，还有的孩子喜欢吃薯片、洋快餐这些香燥食品。这些食品容易导致胃肠积热，肠热就会吸收粪便中的水分，使粪便干结。

有的孩子吃了不少蔬菜、水果，也不喜欢吃零食，怎么还会便秘呢？这多半是脾虚导致的。孩子脾虚，运化功能失常，没力气推动肠道运行，就会导致粪便无法正常排出体外。

另外，肺与大肠相表里，孩子肺虚、肺功能失调也会影响大肠的传导功能，引起便秘。

育儿 Tips

小儿便秘，饮食要注意什么

多喝水。有助于保持肠道内水分，软化粪便。

适量吃能促进肠蠕动、软化粪便的食物。这类食物包括富含膳食纤维的食物，如各种绿叶蔬菜、水果等；富含 B 族维生素的食物，如粗粮、豆类及豆制品等。不要吃辛辣刺激、油炸烧烤食物，这些食物会引起肠燥，加重便秘。

病名	病因	表现症状	调理方法
实秘	饮食不当、胃肠燥热	大便干结，如羊粪状，排便吃力，伴腹胀、烦躁、口臭、尿黄、舌苔黄	泻热导滞，润肠通便
虚秘	脾肺虚弱	大便不干，但排出困难，伴面色苍白、消瘦、神疲乏力、舌苔白	益气养血，润肠通便

积食引起的便秘可服用保和丸

积食对孩子的身体危害很大，便秘就是其中之一。

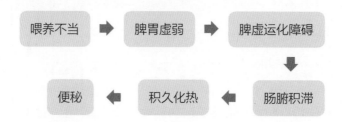

• 积食便秘的症状

积食便秘的孩子除大便秘结、排便困难外，还会有腹胀、呃逆的症状。家长用手敲一下孩子的肚子，就像敲小鼓一样嘣嘣响。孩子不想吃饭，甚至会恶心、呕吐，手心是热的，小便少还发黄。如果家长发现孩子有这些症状，就说明孩子是积食导致的便秘，调理时应消食导滞、清热利湿，只要吃点保和丸即可。

• 保和丸，消食导滞通便效果好

保和丸是一种比较便宜的消食导滞药，兼有清热作用，适合饮食过度或消化功能不好造成的积食、便秘等。这个方子的组成是这样的：

焦山楂、神曲：焦山楂消一切饮食积滞，长于消油腻肉食之积；神曲消酒食
　　　　　　　 陈腐之积。

连翘：既可散结以助消积，又可清解食积所生之热。

制半夏、陈皮：理气化湿，和胃止呕。

炒莱菔子：下气除胀，长于消化面食、痰浊之积。

茯苓：健脾利湿。

炒麦芽：消谷而行瘀。

虽然全方只有 8 味药，但配伍巧妙，而且药力比较缓和，小孩子也能吃。建议家长在孩子便秘时按照药品说明书的提示（或遵从医生嘱咐）给孩子服用，当便秘症状减轻后，就不要再吃了。

西瓜汁，滋阴降火、缓解便秘

造成孩子便秘的原因一般是饮食不当，以致胃肠燥热，或者大病之后，体质虚弱，使大肠传导不畅引起的。调理胃肠燥热的便秘，给孩子喝西瓜汁效果较好。

● 胃肠燥热的表现

大便干结，排出困难，即使勉强排出，大便也像羊屎蛋；孩子伴有烦躁、口臭、脸红、身体发热、腹部胀痛、胃口差、口干、嘴唇干燥、小便少且颜色黄等症状。

● 西瓜汁，清热去火

胃肠燥热引起的便秘，宜食用具有清热去火功效的食物。对于1岁以上的孩子可以将蜂蜜和甘蔗汁混合成饮料，每天早晚喝。甘蔗有滋补清热的作用，蜂蜜有清热、补中润燥的功效，所以蜂蜜甘蔗汁适合调理实火型便秘。如果暂时找不到甘蔗汁，可以用西瓜汁代替，一样能清肠热、降火气。

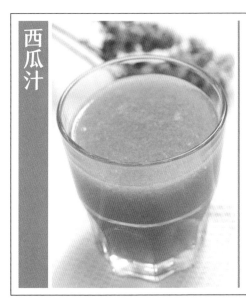

西瓜汁

材料 西瓜 250 克。

调料 蜂蜜适量。

做法

❶ 西瓜去皮、去子，切小块。

❷ 将西瓜块放入果汁机中搅打成汁，打好后倒出，调入蜂蜜即可。

用法 每次饮用 30 ~ 50 毫升。

功效 西瓜能清热解毒、利尿通便、生津止渴。

提示 西瓜汁性寒，腹泻或脾胃虚寒者不宜食用；1岁内的孩子可不加蜂蜜。

通便散贴敷神阙可治小儿实证便秘

许多家长对小儿便秘重视不够，一看孩子便秘了，就用开塞露等药物给孩子通便。虽然暂时便秘缓解了，但长期使用这类药物会破坏人体的正常排泄功能，所以不能常用。

● 通便散，清热泻火、消食除胀

如果孩子经常有实热便秘怎么办呢？家长可以用穴位贴敷的方法，简便易行，效果好，孩子接受度高。

通便散是一种常用的贴敷方子，方子中用大黄、芒硝、芦荟和炒莱菔子配伍，其中大黄、芒硝、芦荟都是清泻实火的药物，炒莱菔子性味甘平，其气味较柔和，没有偏胜的弊端，给实证便秘的孩子使用，消食除胀的作用很好。在使用通便散时，要注意让孩子清淡饮食，多吃绿叶蔬菜，促进胃肠蠕动。

通便散		
	材料	大黄、芦荟各 50 克，芒硝 30 克，炒莱菔子 20 克。
	做法	将以上四味药研成粉末，装瓶备用。
	选穴	神阙穴（肚脐眼）。
	操作	取研好的药粉 2 克，用香油调和成膏，敷在神阙穴上，以医用通气胶带覆盖固定。
	用法	每次敷 8 ~ 12 小时，每日 1 次，5 天为一个疗程。
	功效	清热泻火，润燥软坚，消食除胀，可以有效消除肠道积滞，改善便秘症状。
	提示	这个方法虽然疗效较好，但因为方中大黄、芒硝、芦荟都是苦寒之物，用多了会损害孩子的脾胃功能，所以当便秘症状改善后，就不宜再用了。

补脾经 + 捏脊，调理虚证便秘

孩子脾胃虚弱也容易引起便秘，因为脾胃虚，运化水谷精微的能力就会变差，造成排便困难。推拿调理以增强脾胃运化功能为主。

扫一扫，看视频

李爱科医案

补脾经、捏脊，补虚通便效果佳

接触过一个 6 岁小男孩，从小就便秘，用过不少方法调理，但效果一直不理想。我看孩子很瘦弱，脸色发白，头发也很稀疏，这都是脾胃虚弱的一些特征。经过诊断，我得知孩子的便秘是脾胃气虚引起的。我给孩子补脾经 100 次，捏脊 50 次，并将这个方法告诉孩子的妈妈，让她回去坚持给孩子按摩。后来，大概坚持了 1 个月时间，孩子慢慢好了。又坚持巩固了一段时间后，孩子很少出现便秘了。

补脾经

〔取穴〕拇指桡侧缘指尖到指根成一直线。

〔方法〕用拇指指腹从孩子拇指指尖向指根方向直推 100 次。

〔功效〕增强脾胃运化能力，促进排便。

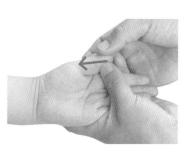

捏脊

〔取穴〕后背正中，整个脊柱，从大椎或后发际至尾骨的一条直线。

〔方法〕用拇指与食、中二指自下而上提捏孩子脊旁 1.5 寸处，叫捏脊。捏脊通常捏 3 ~ 5 遍，每捏三下将背脊皮肤提一下，称为"捏三提一法"。

〔功效〕补益脾胃，加强气血生化。

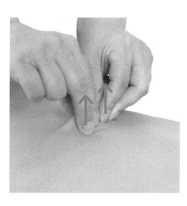

孩子常感冒，
脾肺同调强体质

治小儿感冒，脾和肺都要兼顾

中医认为，小儿感冒的病因有两方面：一是外感因素，二是正虚因素。外感因素指的就是自然界的邪气，我们经常听到的外感风寒、外感风热，都是引起感冒的原因。但不是有了外感因素就一定会导致感冒，为什么有的人不感冒而有的人会感冒呢？

脾虚的孩子爱感冒

有个 5 岁的小男孩，妈妈说他经常感冒，一感冒就高热、咳嗽，总得去医院打针、输液。有时好了，过不多久又感冒了。我看孩子的舌苔白腻，给孩子把脉时发现孩子体内有食积，体表又感染风寒，所以经常感冒。妈妈说，孩子平时吃饭老没胃口。

我对孩子的妈妈说，孩子脾虚，身体素质差，所以时常感冒，还不容易康复。我建议孩子喝生姜红糖水（见第 71 页），另加上山楂、红枣等化积消食的食材。服药 3 次后，孩子的病情明显好转了。

• 孩子爱感冒，可能是脾虚

和上面案例中讲到的情况一样，有的孩子爱感冒，而且到医院打针、输液，刚好没几天又感冒了。这种孩子平时还不爱吃饭，消化不好。这种情况，表面上是肺的病，深层次上却牵连着脾。临床上，因为脾虚导致积食，遇上外感风寒就感冒的孩子太多了。

中医有句话"四季脾旺不受邪"。大家知道，脾和肺是母子关系，脾负责提供充足的营养给肺，肺才会强健不易受损伤。脾虚了就很难营养肺脏，就容易感冒。所以，给孩子补肺首先要健脾。

李爱科谈
增强免疫力孩子少生病

春冬两季，脾肺同补预防流感

春冬两季气候变化多端，忽冷忽热，体质差的孩子就很容易得流感。春冬季节的流感通常由病毒感染上呼吸道引起。为了预防孩子被流感盯上，可以在春冬两季多给孩子推拿手上的两个穴位，并给孩子捏脊，做到脾肺同补，以增强免疫力。

扫一扫，看视频

补肺经

〔取穴〕无名指掌面指尖到指根成一直线。
〔方法〕用拇指指腹从孩子无名指指尖向指根方向直推肺经 100 次。
〔功效〕补益肺气，增强免疫力，预防感冒。

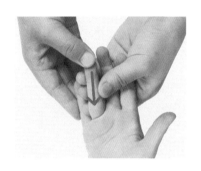

补脾经

〔取穴〕拇指桡侧缘指尖到指根成一直线。
〔方法〕用拇指指腹从孩子拇指指尖向指根方向直推 100 次。
〔功效〕强健脾胃，增强体质。

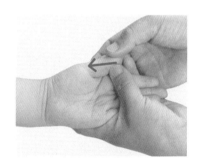

捏脊

〔取穴〕后背正中，整个脊柱，从大椎至长强成一直线。
〔方法〕用拇指与食、中二指自下而上提捏孩子脊旁 1.5 寸处。捏脊通常捏 3 ~ 5 遍，每捏三下将背脊皮肤提一下，称为"捏三提一法"。
〔功效〕调节脾肺功能，提高免疫力。

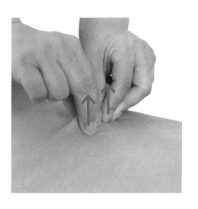

DAY 6
病根在脾胃 肚子疼、腹泻、便秘、感冒，

被流感盯上，怎么调理见效快

中医将流感称之为"时行病""疫病"。调治流感多是从内、外两方面着手。内是提升身体正气，提高免疫力，增强对疾病的抵抗力；外是用清热解毒、散寒化湿等方法，以祛除外邪。

● 孩子得了流感，有哪些典型症状

流感典型的临床症状是：急起高热、全身疼痛、显著乏力和轻度呼吸道症状。流感具有发病急，病情重（急起高热，多在 39℃ 以上，且反复不退），传染性强，传播速度快，全身症状如肌肉酸痛、头痛、腹痛、咽喉红肿疼痛等明显。多数有 2 ~ 4 天的潜伏期。

● 菊花、蒲公英、芦根煎服，调理流感效果好

菊花有良好的清热解毒功效。蒲公英可以清热解毒、消肿散结，常用于调理热毒壅盛引起的咽喉肿痛等。芦根性味甘寒，能够清热泻火、生津止渴、利尿。诸药合用一起煎服，能够起到调理流感的目的。

菊花：清热解毒

蒲公英：清热散结

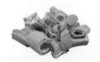

芦根：清热止渴，利尿

生姜：驱寒解表

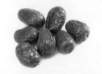

红枣：补脾胃，强免疫

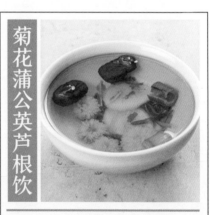

菊花蒲公英芦根饮

材料	菊花、蒲公英、芦根各 10 克，生姜 5 克，红枣 2 枚。
做法	将诸药放在一起，水煎 20 分钟。
用法	内服，每天服用 1 次，每周服 2 ~ 3 次。
功效	清热解毒，生津止渴。

孩子受湿会得寒湿和暑湿两种感冒

许多家长认为，孩子感冒多是受寒引起的。实际上，自然界的风、寒、暑、湿、燥、火这六淫，任何一种都会引发感冒。所以，孩子也会患上湿邪导致的感冒。湿邪引起的感冒常见的有两种：寒湿感冒、暑湿感冒。

● 暑湿感冒和寒湿感冒是怎样盯上孩子的

暑湿感冒的形成过程：夏天气温高，孩子皮肤的毛孔因为要散热，处于开泄状态，这时候如果进入冷气过低的房间、直接喝冰箱里的冷饮、睡觉不盖被子等，这些冷刺激都会使皮肤毛孔闭合，湿气容易乘虚而入且滞留体内。此时，孩子就容易出现发热、头痛、腹泻、全身乏力等症状，这就是常见的暑湿感冒。调理暑湿感冒以消暑化湿为主。

寒湿感冒的形成过程：一般天冷的时候会有寒湿，天热的时候会有暑湿。但现在因为空调使用普遍、孩子偏爱冷饮，所以患寒湿感冒的孩子比暑湿感冒的多。中医认为，寒湿聚在上焦，则会使人心烦、头晕、头痛；伤于脾胃（中焦），则会感觉胸闷、腹胀，或呕或吐；伤于下焦，则会引发便溏、泄泻。调理寒湿感冒以祛寒除湿为主。

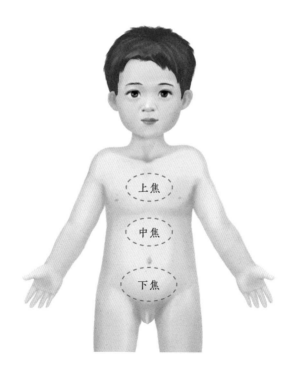

荷叶冬瓜粥，消暑化湿调理感冒

孩子夏季多发的暑湿感冒，也叫胃肠型感冒，表现症状为高热无汗、胸闷、食欲缺乏、呕吐、腹泻、舌苔厚或黄腻。孩子被暑湿感冒盯上后，喝荷叶冬瓜粥效果好。

● 荷叶消暑，冬瓜健脾

中医认为，荷叶有清凉解暑、止渴生津的功效，可以清火解热；冬瓜可健脾生津、利水止渴。荷叶和冬瓜一起熬粥食用，有健脾祛湿、消暑的作用，可以调理小儿暑湿感冒。

● 暑湿感冒，不要用葱姜红糖水

暑湿感冒是夏天特有的病症。我们用平时在秋冬季节患感冒用到的葱、姜、红糖来熬汤喝是不可取的，因为这三样对风寒感冒有效，对暑湿感冒就是火上浇油了。姜、葱都是辛温食物，能发汗，然而暑湿感冒在调理上应以消暑解表化湿为原则。所以，不能食用这些助长热势的食物。

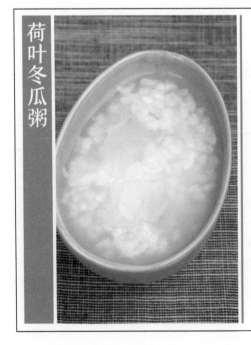

荷叶冬瓜粥

材料 冬瓜250克，大米30克，干荷叶10克。

调料 白糖5克。

做法

❶ 干荷叶洗净后切粗丝，加水煎汤，过滤取汁。

❷ 冬瓜去皮除子，切小块。

❸ 砂锅内加水，烧开，加入大米、冬瓜块，待粥煮至黏稠时，加入荷叶汁和白糖即可。

用法 早晚服用。

功效 冬瓜清热生津、利水止渴；干荷叶清热解暑。此粥适用于暑湿感冒。

孩子寒湿感冒，给他喝葱姜红糖水

冬天，尤其是下雪天和雾霾天湿气都重，再加上天气寒冷，合起来就是寒湿，所以冬天体质弱的孩子很容易被寒湿感冒盯上。

孩子在夏天的时候，也容易得寒湿感冒。夏天天气热，许多孩子喜欢贪凉饮冷，比如吃各种冷饮、睡凉席、吹空调，就容易患上寒湿感冒。

葱姜红糖水祛寒湿、治感冒

夏日的一天，我到朋友家做客，他们的儿子游泳回来了，孩子刚进门就连打了两个喷嚏，紧接着就是一个寒战，不一会儿就有清鼻涕流出来了。我让孩子过来，看了看舌苔，舌苔是白的。我对朋友说，孩子现在其实是寒湿感冒的先兆，寒战发冷是身体里面正气与病邪激烈交战的表现。

我建议朋友给孩子煮葱姜红糖水喝。朋友随后就煮了一大碗，让孩子喝下去，然后让他去隔壁没有空调的房间里待着，嘱咐孩子夜晚盖上小薄被子，早点睡觉。第二天，朋友打电话对我说，孩子早上起来，原来的症状都消失了。

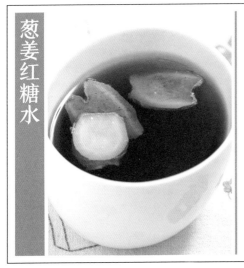

葱姜红糖水

材料 生姜、葱白、红糖各适量。

做法

❶ 生姜斜着切片，葱白切段，一起放到锅里，放入 2 勺红糖，再加入适量水，盖上锅盖，大火煮开。

❷ 转小火熬 3 分钟，关火，再闷 10 分钟即可。

用法 餐后半小时服用。

功效 祛除寒湿，调理寒湿感冒。

揉一窝风、小天心，对各种感冒都有效

扫一扫，看视频

对于小儿感冒，推拿的效果往往比较好，尤其是缓解症状，经常是按一按鼻子就通气了。平时给孩子做保健推拿，可增强肺功能，提高抵抗力，预防感冒。

李爱科医案

揉一窝风、小天心，能防治感冒

媛媛从出生到 4 岁，经历过大大小小的感冒，每次都是天气一变，就会被感冒盯上，伴随而来的是打喷嚏、流鼻涕、咳嗽。每次感冒，基本上都是通过我做推拿来调理，我给孩子揉一窝风 100 次，揉小天心 100 次。上午做完推拿，下午打喷嚏、流鼻涕的症状就能够缓解，两三天后感冒症状就消失了。

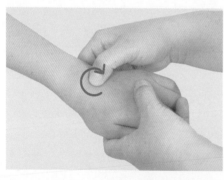

揉一窝风

〔取穴〕手背腕横纹正中凹陷处。
〔方法〕用拇指指端按揉一窝风100 ～ 300 次。
〔功效〕祛风散邪，防治感冒。

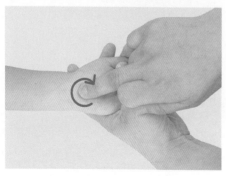

揉小天心

〔取穴〕手掌大小鱼际交接处凹陷中。
〔方法〕用中指指端按揉小天心100 ～ 300 次。
〔功效〕清热安神，防治感冒。

孩子感冒的常见误区

①

孩子感冒了，赶紧用被子捂着，出出汗就好了

孩子感冒了，家长一定要弄清楚是哪种类型的感冒，不是所有的感冒捂汗就能好。表解汗出，汗出了感冒就好了，这只是对风寒感冒起作用。如果孩子得了风热感冒，本来就有汗，而且身上热乎乎的，还要把孩子捂出一身汗，岂不加剧症状吗？

②

感冒了，给孩子吃点好的，这样感冒好得快

孩子感冒了，胃口不好，看着心疼，不好好吃饭怎么办呢？于是绞尽脑汁给孩子做好吃的，比如各种补品、高汤，结果感冒反而严重了或者迟迟不愈。

感冒的时候身体正气与邪气正在掐架，没有胃口是正常的。这时候，家长只要给孩子喝一碗米粥或者面汤即可。因为粥、汤比较好消化。

感冒的时候我们要帮助孩子把病邪赶出体外，而补品都是固表的，吃补品相当于闭门留寇，是不可取的。

③

孩子感冒了，多喝水多排毒，自然会好

感冒了多喝点水，最适用的是风热感冒，但喝水是治不好感冒的。如果孩子得了风寒感冒，加上身体湿气很重，就会出现风寒挟湿的症状，如果再一个劲儿地补水，就很有可能出现上吐下泻的症状。所以，盲目补水是不科学的。

④

孩子感冒了，不用着急，抗一抗就过去了

面对感冒，有的孩子该抗，有的则不该抗。如果平时身体强壮，病症不严重的话，适当抗抗也有一定的好处。但是也要密切观察，若病症较为严重，或者恢复较慢，则需要及时治疗。如果孩子平时就容易生病，体质较弱，或者病症较为严重，必须及时就医，切忌盲目硬抗。

李大夫直播间
家长最关心的育儿问题

1 艾叶水泡脚温阳散寒可止腹痛，能不能经常让孩子使用？

　　艾叶水泡脚不能天天用。有的家长看到艾叶水泡脚很有效，就经常煮艾叶水给孩子泡脚，甚至每天给孩子泡。可是艾叶水泡脚太过频繁，孩子反而会出现上火、脾气急躁等情况。因为小儿是"纯阳之体"，每天给孩子用温热的药物，孩子就会出问题。任何好的东西、好的方法，只有使用得当，才有益于健康。

2 如果孩子不仅腹泻还呕吐，该怎么办？

　　如果孩子不仅腹泻还呕吐，食物中毒的可能性比较大，建议尽快带孩子去医院，可以把呕吐物也带上，方便化验。

3 孩子受寒，也会导致便秘吗？

　　孩子腹部受寒也会导致便秘的发生，中医称之为"寒结"。所以夏天应避免空调直吹腹部，不要进食过多冰冷食物等。

4 孩子经常便秘，应该吃哪些食物调理？

　　可以吃一些能够润肠、下气、通便的食物，比如火龙果、木瓜、黑芝麻、白萝卜、菠菜、西梅等。

5 如何鉴别孩子是流感还是普通感冒？

　　流感的特点是：发病急，病情重（急起高热，多在39℃以上，且反复不退），传染性强，全身症状（如全身肌肉酸痛、头痛、腹痛、咽喉红肿疼痛等）明显，上呼吸道症状反而不重。

　　普通感冒一般病情较轻，常见鼻塞、流鼻涕、打喷嚏、怕冷、低热等症状，全身症状不明显，孩子的精神状态不会太差。

肾为先天之本，
固好本，孩子
结实更聪明

肾是生命的发动机，肾好的孩子才结实

为什么说肾是孩子的生命之源

中医认为，肾为先天之本、生命之源，一个人的生命孕育、出生、成长、发育、生长、衰老与它密切相关。拥有功能强大的肾，是孩子身体健康的本钱。

● 肾气足，是人体力量的源泉

《黄帝内经·素问》说："肾者作强之官，伎巧出焉。"这就是在肯定肾的创造力。"作强之官"，"强"，从弓，就是弓箭，要拉弓箭首先要有力气。"强"就是特别有力，也就是肾气足的表现，其实人体的力量都是从肾来，肾气足是孩子力量的来源。"伎巧出焉"是什么意思呢？就是父精母血运化胎儿，胎儿体质是由父精母血来决定的。

● 哪些因素会伤孩子的肾

外感伤肾	肾气衰弱，不仅肺气不足，而且元气也不足，免疫力会变差，咽喉要道的防病能力减弱，就会增加患病概率
惊恐伤肾	中医认为，五情之中恐最伤肾，所以尽量不要让孩子受到惊吓

孩子身体棒、个子高、更聪明凭的是什么

● 肾藏精，孩子的生长发育离不开

肾中所藏精气是人体生命活动的原动力。中医认为孩子为纯阳之体，就是说孩子肾精充足，不容易被外邪侵扰。

李爱科谈
增强免疫力孩子少生病

一个人的生长、发育、生殖，都是肾精在推动。

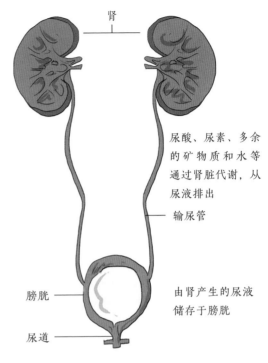

人体的肾是怎样工作的

肾

尿酸、尿素、多余的矿物质和水等通过肾脏代谢，从尿液排出

输尿管

由肾产生的尿液储存于膀胱

膀胱

尿道

● 肾主水，是人体的"过滤器"

肾主水，是指肾具有主持和调节人体水液代谢的功能。人体的水液代谢包括两方面：一是将具有滋润脏腑组织作用的津液输布全身；二是将各脏腑组织代谢后的浊液排出体外。而水液代谢过程的实现，主要依赖肾的"气化"功能。有的孩子出现尿床等问题，通常是肾的水液代谢失常引起的。

● 肾主骨，孩子骨骼健壮、长得高

孩子长高个儿，是每一位父母的期待。有一些孩子，个头儿总是比同龄孩子矮，除去遗传因素，主要是肾功能发育不健全引起的。中医认为"肾主骨"，即肾充养骨骼。孩子肾功能发育完善，骨骼就会强健，有助于促进长个儿。

孩子肾功能失常，就可能造成骨骼发育不良或生长迟缓，出现骨软无力、囟门迟闭等。

● 肾主脑髓，让孩子更聪明

中医认为，脑由髓汇集而成，故名"髓海"。髓海充足则记忆力好，可过目不忘；如果髓海不足，那么记忆力就会受到影响而出现健忘的现象。

小儿"肾常虚"，要细心呵护

为什么小儿"肾常虚"，该怎么调理

肾为先天之本，肾中元阴元阳为生命之根，关系到人的禀赋体质与成长，各脏之阴取之于肾阴的滋润，各脏之阳依赖于肾阳的温养。孩子的生长发育、抗病能力均与肾有关。小儿初生正处生长发育之时，肾气未盛、气血未充，肾气随年龄增长而逐渐充盛，这就是小儿"肾常虚"的含义。肾虚的孩子，常会出现遗尿、囟门闭合晚、长牙慢、不长个儿等。

• 孩子补肾，时常按揉小指三个穴位

防止孩子因肾虚引起的发育不良、遗尿，家长平时可多帮孩子推拿手上的三个穴位：肾顶、肾经、肾纹。长期坚持，可以让孩子的肾变得强壮，让孩子更结实。

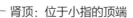

肾顶：位于小指的顶端
肾经：位于小指的指肚上
肾纹：位于小指第二指间关节横纹处

补肾经：用拇指顺时针揉孩子左手小指指腹 120 次左右。
掐肾顶：拇指和食指并拢，掐按孩子左手小指肾顶 50 ～ 100 次。
揉肾纹：用拇指按揉孩子左手小指肾纹 150 ～ 200 次。

• 孩子虽然肾常不足，但各类补品不能乱吃

有一点需要格外注意，孩子虽然肾常不足，但是各类补品不能乱吃。有的家长疼爱孩子，从小给孩子吃各类补品，认为给孩子多补一补，身体会更强壮。殊不知许多补品激素含量过高，长期服用有可能导致性早熟，给孩子带来心理和生理上的双重危害，所以大家一定要注意。

李爱科谈
增强免疫力孩子少生病

冬季暖肾，让孩子多吃血肉有情之物

寒冷的季节，孩子要储存能量，抵御严寒。同时，孩子还比大人多了一层需求——满足生长发育，所以对营养的需求更高。

冬天是滋补的佳季，但孩子不宜进食滋补功效强烈的食品（如人参、甲鱼等），以免诱发性早熟。聪明的家长要选择适合孩子的冬令食补良品，帮助孩子驱散寒冷，增强体能。

•适合孩子冬季进补的三道滋补肉食

羊肉　羊肉为暖体的优良食材，适合孩子在寒冷季节食用。

鸡肉　鸡肉富含蛋白质，其中氨基酸组成与人体需要模式接近，营养价值高，脂肪含量多为不饱和脂肪酸，还含有多种维生素以及钙、磷、锌、铁、镁等，具有强身、健体、益智的功效。

牛肉　牛肉可以补中益气、滋养脾胃。寒冬，孩子食用牛肉可暖胃。

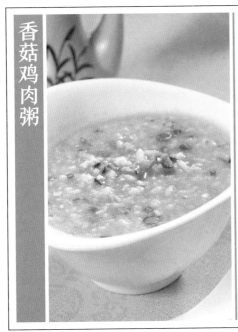

香菇鸡肉粥

材料　鲜香菇1朵，鸡胸肉40克，大米50克。

调料　盐、香油、葱花各少许。

做法

❶ 鲜香菇去柄，洗净，切末，放入沸水中焯烫，取出切末；鸡胸肉洗净，切末；大米淘洗干净，浸泡30分钟。

❷ 锅内加适量清水置火上，放入香菇末和大米，中火煮沸，转小火煮至黏稠，加入鸡肉末稍煮，加适量盐、葱花调味，淋上香油即可。

用法　冬季早晚服用，每周2～3次。

功效　健脾暖肾，适合消化不好、营养不良的孩子食用。

⑦ 肾为先天之本，固好本，孩子结实更聪明

寒冬养阳气，就用大白菜

冬季是一个非常重要的季节，寒气较重，对孩子来说更要保暖，养阳气。中医学认为，寒为阴邪，最容易损伤人体阳气。阴邪伤阳后，人体阳气虚弱，生理功能受到抑制，就会产生一派寒象。孩子身体本就脆弱，如果不注意养阳气，阳气损耗过多，就会出现手脚冰凉、没有精神、易感冒等症。

● 孩子冬季应"避寒就暖，祛寒养阳"

由于人身阳气根源在肾，所以寒邪最易伤肾阳。而冬季对应的脏腑是肾，中医认为肾是先天之本、生命之源，它的功能强健则可调节机体适应严冬的变化，否则，就会使新陈代谢失调而发病。因此，孩子冬季应"避寒就暖，祛寒养阳"。

在冬季，养阳气可以选大白菜。大白菜很常见，口味鲜美，是滋润补养的好食材，而且其含水量相当高，冬天天气干燥，常吃白菜可以起到很好的滋阴润燥、养阳气的作用。大白菜清热解毒、通利肠胃、养胃生津、消食、利尿，对于孩子肺热咳喘、便秘、腹泻、感冒等有很好的辅助疗效。

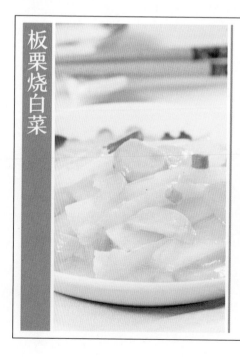

板栗烧白菜

材料 大白菜 100 克，板栗 50 克。

调料 盐、葱花各 3 克，水淀粉适量。

做法

❶ 大白菜洗净，切段；板栗去壳，取肉，洗净。

❷ 锅中倒油烧热，放葱花炒香，下入白菜段煸炒，放盐、板栗肉，加水适量烧开，焖 5 分钟，用水淀粉勾芡即可。

用法 佐餐食用。

功效 大白菜富含膳食纤维、胡萝卜素、维生素 C，有利于孩子的肠道健康、视力发育和免疫力的提高，还可以滋阴养阳，消食健脾；板栗能补脾健胃、补肾强筋。

肾喜温恶寒，别让孩子腰部受寒

中医五行理论认为，冬季属水，其气寒，主闭藏。五脏中肾的生理功能与自然界冬季的阴阳变化相通应，冬季天寒地冻、万物蛰伏，有利于肾的封藏，所以冬天宜养护孩子的精气。

冬季按揉孩子丹田可护肾

丹田穴位于脐下 3 横指处。丹田穴有护肾暖阳、温暖脾胃的作用。将两手搓热，在孩子腹部丹田穴按揉 20 ~ 30 次，直到皮肤温热变红，可补肾元，提高抗病能力。

冬天御寒，护好孩子三个部位

腹部	腹部为神阙穴（肚脐）所在，神阙部位喜暖不耐寒，如果腹部着凉，容易引起腹痛、腹泻等问题。所以冬季穿衣盖被要护好孩子的腹部
腰部	腰部是藏肾的地方。寒冬季节要注意腰部的保暖，以免风寒侵袭
背部	"背为阳"，人的背部是身之表，督脉和足太阳膀胱经所行之处，是人体健康的重要屏障。背部感受风寒会损伤人体阳气而致病，尤其影响心肺健康。给孩子背部做保暖，可固护阳气，抵御寒邪

腰背部保暖，可以按揉命门

〔取穴〕第二腰椎棘突下方即是命门穴，位于脊椎上。

〔方法〕孩子取俯卧位，用拇指在孩子命门穴上按揉 10 ~ 30 次。

〔功效〕按揉命门，可以培补肾气，有助保暖。

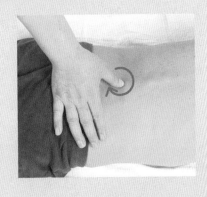

黑色、咸味食物，养肾强体最佳选择

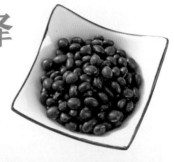

黑豆，滋阴补肾效果好

黑豆可滋阴补肾、活血利水，能调理孩子因肾虚引起的盗汗。根据中医五行理论，肾属水，而黑色也属水，黑色食物可以补肾强身。

• 如何辨选优质黑豆

颗粒均匀，表面光洁，无虫眼、无碎粒、无异味的为好黑豆。

• 这样吃，对肾好

食用黑豆时不宜去皮，黑豆皮富含花青素，是很好的抗氧化剂来源。

• 让孩子更爱吃的做法

性味归经
性平，味甘；归脾、肾经
食用年龄
1 岁以上
推荐食用量
每天 30 ~ 40 克
哪些孩子不宜吃
消化功能不好的孩子

• 最佳搭配

黑豆 + 紫米	健肾补虚
黑豆 + 黄豆	促进大脑发育

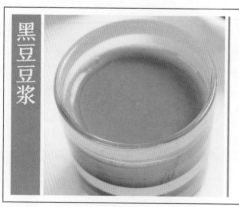

黑豆豆浆

材料 黑豆 50 克，黄豆 30 克。

做法

❶ 将黑豆、黄豆洗净，用清水浸泡 8 ~ 12 小时。

❷ 把泡好的豆子倒入全自动豆浆机中，加水至上下水位线之间，按下"豆浆"键，煮至豆浆机提示豆浆做好即可。

板栗，让孩子从小筋骨强健

板栗能补脾健胃、补肾强筋、活血止血，对孩子补肾、强壮骨骼有良好的食疗作用，被称为"肾之果"。

● 如何辨选优质板栗

中小个头儿的板栗味道更甜。挑选没有虫眼、表壳不发黑的板栗。

● 这样吃，对肾好

食用板栗最好在两餐之间作为加餐，或放入饭菜中食用，不要饭后大量食用。因为板栗含淀粉较多，饭后进食容易导致摄入过多的热量。

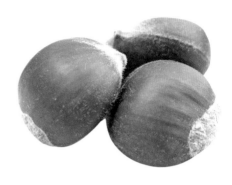

性味归经
性温，味甘；归脾、胃、肾经

食用年龄
7 个月以上

推荐食用量
每天 30 ~ 40 克

哪些孩子不宜吃
消化不良的孩子

● 最佳搭配

板栗 + 红枣	补肾强筋
板栗 + 大米	补脾胃，壮骨骼

● 让孩子更爱吃的做法

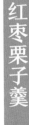
红枣栗子羹

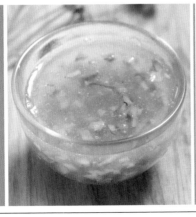

材料 板栗 100 克，红枣 3 枚。

调料 水淀粉 10 克，糖桂花 3 克。

做法

1. 板栗去壳，上锅蒸熟，放凉后切成粒；红枣洗净，蒸软，去核，切碎。

2. 锅中加水，放入板栗粒、红枣碎，烧开，用小火略煮，加糖桂花，淋水淀粉勾薄芡即可。

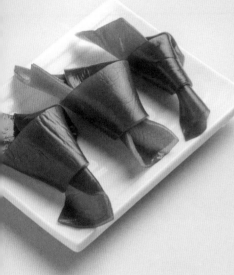

海带，促进孩子智力发育

根据中医学基本理论，食物均可分为酸（涩）、辛、苦、甘（淡）、咸等，习惯上称为五味。不同味的食物具有不同的作用。咸味食物入肾经，有补肾的功效。海带又名昆布，属于咸味食物。素有"长寿菜""含碘冠军"的美誉，常食有助于孩子智力发育。此外，海带富含钙，有利于孩子骨骼和牙齿的发育。

● 如何选购优质干海带和鲜海带

干海带以肉厚实，形状宽长，干度适宜，颜色深褐或黑绿色，且无斑点者为佳。

优质鲜海带，颜色为墨绿色，以壁厚者为佳。

● 这样吃，对肾好

海带是一种味道可口的食材，既可凉拌，又可做汤。

● 最佳搭配

海带 + 豆腐	补碘补钙

● 让孩子更爱吃的做法

性味归经
性寒，味咸；归肝、胃、肾经

食用年龄
7 个月以上

推荐食用量（鲜品）
每天 30 ~ 40 克

哪些孩子不宜吃
脾胃虚寒、身体消瘦者

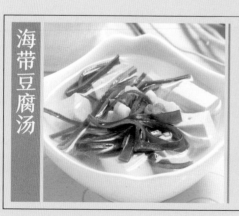

海带豆腐汤

材料 干海带 10 克，豆腐 50 克。

调料 葱段、姜末各 2 克。

做法

❶ 海带泡发，洗净切段；豆腐切块。

❷ 锅内倒油烧热，将豆腐块煸黄，倒入适量水，放入海带段、葱段大火烧开，中小火炖 20 分钟，撒上姜末即可。

特效穴位护肾，
孩子身体壮实更聪明

补肾经——补肾健脑，强壮身体

孩子要想长高个儿，脑瓜聪明，除了营养均衡、适量锻炼外，还跟孩子肾功能有很大关系。如果孩子肾精充足，骨质得到滋养，就能促进骨骼发育，助长高。

●补肾经，可使孩子更聪明、更强壮

孩子肾功能失常，就会肾精不足，骨骼发育不良或生长迟缓，骨软无力等，还会影响大脑发育。家长平时可多帮孩子按摩手上的肾经，通过按摩推拿，加强身体气血的营养，促进新陈代谢，有利于骨骼和大脑发育。长期坚持，可以使孩子更聪明、更强壮。

补肾经

〔取穴〕小指掌面指尖到指根成一
　　　　直线。
〔方法〕用拇指指腹从孩子小指
　　　　尖向指根方向直推肾经
　　　　20～50次。
〔功效〕补肾经能补肾益脑、强健骨
　　　　骼，可促进孩子生长发育。

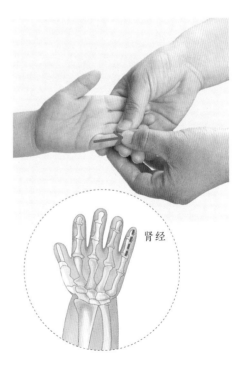

肾经

扫一扫，看视频

揉涌泉——补肾助长个儿

孩子的足心生长着一味"灵丹妙药"——涌泉穴。经常在孩子足心上按揉，能够补充阳气，促进孩子生长发育。

● 按揉涌泉，从源头上护肾

中医古籍《黄帝内经》中说："肾出于涌泉，涌泉者足心也。"意思是，肾经之气如同源泉之水，来源于足下。因此，涌泉穴在人体保健、治病等方面有重要作用。

中医认为，肾主骨，儿童长个儿首先需要骨骼健康发育，而骨骼的健康发育取决于肾气是否充足，养肾就能养骨骼。涌泉穴是肾经的井穴，按揉涌泉穴有补肾养阳、强健骨骼的功效。

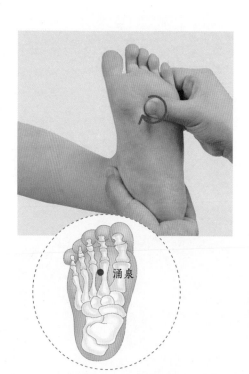

涌泉

揉涌泉

〔取穴〕足心前1/3与后2/3交界处，屈趾时足心的凹陷处。

〔方法〕用拇指指腹按揉孩子涌泉穴50～100次。

〔功效〕按揉涌泉穴可补肾壮骨，促进骨骼发育，助长高。

扫一扫，看视频

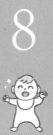

不长个儿、常尿床、发育迟缓，根本要固肾

孩子不长个儿，补肾见效快

孩子一夜长高，是真的吗

孩子一夜长高，这是真的吗？其实，这主要是说睡眠在孩子生长发育中有非常重要的作用。通常睡不好的孩子往往吃不好、玩不好，特别难带，所以睡眠质量差和睡眠不规律的孩子，身高和体重都会受影响，从而影响孩子的生长发育。

● 睡眠可以促进孩子生长发育

人的脑垂体前叶所分泌的生长激素，与人的生长关系密切。它直接作用于机体的组织细胞，促进机体生长。生长激素尤其能加速软骨的生长，使人长高。科学研究表明，在一天中，生长激素主要在夜间分泌，白天分泌很少。在人的一生中，少年儿童时期是生长激素分泌的高峰期。生长激素在人进入深度睡眠时分泌最多，这个时候血液中的生长激素的浓度达到最高值。如果缩短睡眠时间，生长激素的分泌就会减少，身高也就必然受到影响。

● 睡眠有利于骨骼生长

白天，人的身体基本是保持直立的，尤其是站立的时候，身体的重量几乎全压在下半身上。到了晚上，人平躺在床上，下半身从纵向的重力作用中得到解脱，骨骼也能得到充分休息，有利于生长。

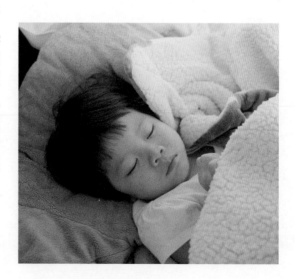

想要长得快，先让孩子睡好觉

孩子的成长除了营养、运动外，睡眠也很重要。知道了睡眠的重要作用，那么就要让孩子睡好觉。

● 不同年龄段孩子的睡眠时间

对于睡眠的要求，不同年龄段孩子所需要的时间是不同的，学龄前的孩子与小学生不同，小学生和中学生又不同。即使是同龄孩子，具体到每个人，也会有一些差异。家长可以结合孩子自身情况合理安排孩子的睡眠。

● 孩子的美梦别惊扰

因为婴儿时期浅睡眠时间较多，浅睡眠时对成人而言是在做梦的时候。其实孩子也会做梦，只不过年龄过小的孩子无法将做梦这件事表达出来，但表现为面部有多种表情，如微笑、皱眉、噘嘴或做怪相，有时四肢伸展一下，发出哼哼声，呼吸快慢不匀等。浅睡眠对孩子大脑发育起着重要作用，可以提高视觉、听觉等内源性刺激，补充外源性刺激的不足。

● 要保证睡眠质量

3 岁以后的孩子精力旺盛，睡眠时间比婴幼儿期要短，更要关注睡眠质量。

21:00
洗漱，为上床做准备
21:30
上床睡觉
21:30 ～ 22:00
最好能睡着

育儿 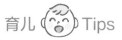 Tips

良好的睡眠对促进大脑发育很有益

睡眠还有另外一个重要的作用，即能够促进大脑的发育，具有明显的益智作用，睡眠对孩子的记忆力、创造力、精神状态等方面都有很好的促进作用。

莲子芡实薏米粥，助孩子长高

有些家长期待子女长个儿，时常买一些促进增高的保健品。结果孩子的个头儿没见长多少，却经常生病。孩子不长个儿，要从根本上找原因，补肾是最直接简单的方法。

莲子芡实薏米粥，孩子增高好帮手

有一次，一位妈妈带着 5 岁的孩子来找我。她说，孩子比同龄人矮，还有就是时常手脚冰凉，问我有什么好的方法给孩子调理身体。我教孩子的妈妈做一款莲子芡实薏米粥：取莲子、薏米、芡实各 10 克，泡软，和大米 60 克一起煮粥。平时给孩子服用，可以强身健体。

• 莲子、芡实、薏米煮粥，帮助孩子长个儿

中医认为，莲子可补心肾、益精血；芡实有养护脾胃、益肾固精的作用；薏米可健脾益胃、除湿。三种食材一起煮粥，可以补脾益肾、固精祛湿，能让孩子"步步高"。

莲子芡实薏米粥

材料 莲子、芡实、薏米各 10 克，大米 60 克。

调料 葱段、姜末各 2 克。

做法

1. 将大米、莲子、芡实、薏米洗净，浸泡 1 小时。

2. 锅内倒入适量水，放入葱段、大米、莲子、芡实、薏米，大火烧开，改中小火煮 30 分钟，最后撒上姜末焖 10 分钟即可。

揉命门和涌泉，增高助长效果佳

孩子长高个儿，是每位家长的期望。要想充分发挥孩子身高增长的潜力，首先要保证均衡的饮食和充足的睡眠。在此基础上，配合一些有利于孩子长高的推拿，会有不错的效果。

扫一扫，看视频

按揉命门

〔取穴〕第二腰椎棘突下方即是命门穴，位于脊椎上。

〔方法〕孩子取俯卧位，用拇指在孩子命门穴上按揉50 ～ 100次。

〔功效〕按揉命门穴，可以培补肾气。肾主骨，肾气旺盛才能有效激活骨骼的功能。骨骼正常生长，孩子的个子才能长高。

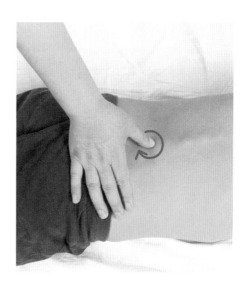

揉涌泉

〔取穴〕足心前1/3与后2/3交界处，屈趾时足心的凹陷处。

〔方法〕用拇指指腹按揉孩子涌泉穴50 ～ 100次。

〔功效〕按揉涌泉穴可补肾壮骨，促进骨骼发育。

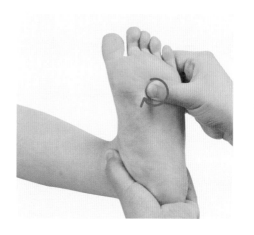

把握住孩子长个儿的两个最佳时节

遗传决定个体身高发展潜力，后天因素影响潜力能否充分发挥。家长需要做的就是，抓住时机消除影响身高增长的不利因素，让孩子的长高潜力完全发挥。

• 一年中孩子身高增长的重要阶段：惊蛰和小满

只有清楚孩子的生长发育规律，一直关注其身高变化，这样才能及早发现问题，及时解决问题。其实，孩子身高增长在一年中也有其重要阶段，这就是惊蛰和小满。

《黄帝内经》记载："春三月，此谓发陈，天地俱生，万物以荣。"春季是孩子一年中生长发育的关键时刻。《素问·宝命全形论》也记载："人生有形，不离阴阳。"阳气不足的孩子大多个子不高。从惊蛰到小满这个时间段，扶阳正是顺应天时。

中医这样记载也是有根据的，在这个时期，天气温暖适宜，孩子新陈代谢旺盛，血液循环加快，呼吸、消化功能增强，内分泌尤其是生长激素分泌增多，为处在生长发育期的儿童创造了条件。孩子的消化吸收能力也会增强，进食量随之增加，身体迅速生长。

因此，家长应顺应自然界发展规律，从惊蛰到小满这个阳气生发、生长最旺盛的时期，充分利用天时地利之气，多关注孩子的生长发育，助孩子长高个儿。

• 春天需要更多睡眠

俗话说"春困秋乏"，其实人体在春天需要更多的睡眠，这对长高非常有利。而许多孩子为了完成作业或参加各种学习班，根本不能按时睡觉，长期处于睡眠不足的状态，这种情况下孩子生长的潜能会受到明显抑制。

不让孩子在床上"画地图"，这样做简便有效

孩子为什么会在床上"画地图"

提到孩子尿床，不少家长有个错误的认识，觉得孩子尿床没什么关系，孩子还小，长大了就好了。其实，这种想法是不对的。如果不及时调治，有些孩子到了上小学的年龄仍然尿床，这对孩子的心理伤害很大。

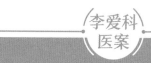

发育差、问题多，和孩子尿床有关吗

在门诊中发现，那些经常尿床的孩子大多不喜欢说话，性格较孤僻、忧郁。研究还发现，尿床的孩子大多记忆力差、反应慢。不注意调治，孩子的身体发育会受影响。

• 孩子遗尿小信号

孩子在 1 岁半左右，就能在夜间控制排尿了，尿床现象已大大减少。但有些孩子到了 2 岁甚至 2 岁半后，还只能在白天控制排尿，晚上仍常常尿床，这依然是一种正常现象。

遗尿是指 5 岁以上的孩子在夜间睡眠中，小便不受控制地排出。遗尿的孩子轻者数天一次，严重的天天发生，甚至一夜数次。

若孩子因白天游戏过度、精神疲劳、睡前饮水过多等原因而偶然发生尿床，则不属病态，家长不用担心。

• 孩子尿床，多跟肾气不固有关系

中医认为，肾主膀胱，肾气不足就不能固摄膀胱中的尿液，于是就表现为尿床。这类孩子的特点是四肢冰凉、精神不好、体质差。调理孩子尿床，要以补肾止遗为主。

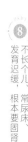

尿床不用愁，韭菜子来帮忙

尿床，是不少孩子都存在的问题。家长既不能放任不管，也没必要大惊小怪，否则会给孩子带来心理负担。平时给孩子多吃补肾固精的食物，能调理尿床。

在中医里，韭菜有一个很响亮的名字——"起阳草"，其具有温补肝肾、助阳固精的作用。而韭菜子对固肾也有大作用，巧用韭菜子有助于缓解孩子尿床等问题。

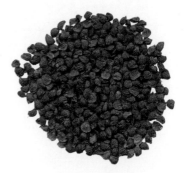

韭菜子：补肾固精

• 韭菜子养肾三方

1 将韭菜子 10 克研细末，先将 50 克大米加水煮沸，待熟时，加入韭菜子、盐，同煮成稀粥。每日 1 剂，可补肾壮阳、固精止遗。

2 将 10 克左右韭菜子碾末，放入半小杯温开水中，摇匀后喝下，中午、晚上各 1 次，饭前饭后均可。对于肾气不固所致的尿频、遗尿均有效果。

3 取 10 ～ 15 克韭菜子，用擀面杖碾碎，与面粉和在一起烙饼，每天吃 1 个即可。韭菜子有温肾止遗功效，对于肾气不固引起的遗尿效果佳。

育儿 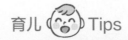 Tips

为什么妈妈不必刻意训练特别小的孩子自己大小便

孩子 1 岁半以后，有的妈妈就开始训练他们自己大小便。需要特别强调的是，在孩子还没有完全发育好之前，强制训练大小便会适得其反。随着孩子逐渐长大，自我控制感不断加强，再对其进行如厕训练，比如告诉孩子卫生间在哪里，如何使用坐便器等，孩子会逐渐学会如何如厕。

遗尿就用肉桂丁香贴敷肚脐

孩子尿频、爱尿床，根本原因是脾肾阳虚，调理以温补脾肾为主。中医贴脐疗法对调理肾虚尿频有独特的疗效。肚脐在中医上称为"神阙"，是"真气往来之门"，在神阙穴上贴敷，可使药性直接作用于泌尿系统。

肉桂丁香贴敷肚脐可治小儿遗尿

邻居的孩子今年6岁了，每晚都尿床，这么大的孩子晚上还穿纸尿裤。另外，这孩子舌苔白厚，不爱吃饭，并且大便次数偏多。我告诉邻居一个外用药方——肉桂丁香贴敷肚脐。用了两天后孩子就不再天天尿床了。隔两三日又用了几次，孩子尿床的现象明显减少了。

• 肉桂、丁香，暖胃助阳止遗尿

肉桂不仅是常用的调味品，也可以入药疗疾，有健脾开胃、行气化食之效。肉桂热性，可以驱除孩子体内的寒气，可温肾暖阳、止遗尿；丁香性温、味辛，归脾、胃、肾经，具有温中降逆、暖肾助阳的功效，可调理孩子脾肾虚寒引起的尿频、遗尿。将肉桂和丁香制成末，外敷在孩子肚脐上，温肾暖阳的效果较好。

肉桂丁香贴敷肚脐	材料	肉桂、丁香各50克，黄酒适量。
	做法	将两种药加工成极细的药末，用黄酒调成糊状，捏成一元硬币大小。
	用法	临睡前把药糊敷在孩子的肚脐上，外盖纱布固定，每天1次，5天为一疗程，用至孩子不尿床后，隔两三日再贴敷一次，可再用3～5次。
	功效	健脾暖肾，止小儿遗尿。

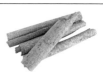

肉桂：温肾暖阳

丁香：暖肾助阳

孩子夜晚遗尿的克星：补肾经、揉关元

扫一扫，看视频

调理小儿尿床，可以用补肾经、揉关元的方式温肾止遗。

李爱科医案

补肾经、揉关元，孩子不在床上"画地图"了

我们小区有一个 4 岁的小女孩，经常尿床。我观察发现这个孩子脸色较白，无精打采的，孩子爷爷说孩子每天晚上尿好几次，总是醒来，而且白天也没精神。一看就是肾气不固、膀胱失约的症状。

我给小女孩补肾经 100 次，揉关元 100 次，连续推拿 10 天后，孩子尿床的症状得到了明显改善。推拿 1 个月后，孩子不再尿床了。

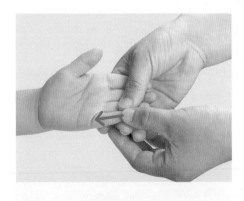

补肾经

〔取穴〕小指掌面指尖到指根成一直线。

〔方法〕用拇指指腹从孩子小指尖向指根方向直推肾经 100 次。

〔功效〕温补下元。主治孩子小便淋漓刺痛、遗尿等。

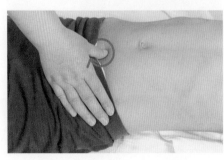

揉关元

〔取穴〕位于脐下 3 寸。

〔方法〕用拇指或中指指腹揉关元穴 100 次。

〔功效〕培肾固本，温补下元，调理小儿尿频、遗尿等。

孩子尿床，家长应该怎么做

孩子的成长过程中，从尿床到学会如厕，是孩子正常的生理发育过程。家长要正确看待孩子尿床的行为，并想办法帮助孩子克服尿床，而不是在孩子尿床后埋怨、指责孩子。不要对孩子说"尿床了，不害羞吗""你多大了还尿床"这类的话，更不要将孩子尿床的事当成笑话跟周围的人讲。对于孩子尿床这件事，家长的理解和包容最重要。

● 孩子尿床，大多和这些原因有关

1. 膀胱发育还不成熟，储尿的能力不如成人。
2. 晚上睡觉前喝水过多，或者吃了含水量比较多的食物。
3. 生活环境影响，如搬了新家，或换了照顾者。
4. 孩子生病，或压力太大。
5. 有尿床家族史，爸爸妈妈或家里其他人小时候也有同样的情况。

● 孩子尿床的应对办法

孩子小时候不要过早把尿

从小就把尿的孩子，由于缺乏憋尿的经历，膀胱括约肌得不到锻炼，会导致膀胱容量小、憋不住尿，反而容易出现尿频、尿床。

耐心等待

随着孩子的生长发育，膀胱的功能也会越来越成熟，尿床的现象会随之减少。这需要孩子、家长都耐心等待。

调整生活方式

晚上睡觉前，不让孩子喝太多水，或进食太多含水丰富的食物，如西瓜、哈密瓜、橘子、梨等。

安抚孩子

告诉孩子，尿床不是大不了的事情，没必要感到羞愧。家长要帮助孩子树立信心。

给孩子更多的关心

孩子失落、生病或者感到自己不受父母关心时，也可能引起尿床。建议给孩子高质量的陪伴，让他体会到父母的爱，孩子焦虑减轻了，尿床的现象就会减少。

孩子发育迟缓，
健脑同时要补肾

调理发育迟缓，健脑补肾双管齐下

肾为先天之本，骨骼、脑髓、牙齿等的发育均与肾关系密切，肾精充盛的孩子才聪明。

中医认为"肾主骨，生髓，通于脑"，因为肾是藏精的，精是生髓的。髓可分为骨髓、脊髓、脑髓三部分。骨髓藏于全身骨骼中，能起到营养骨的作用。脊髓和脑髓是相通的，骨髓汇聚到脊髓，最终又汇入脑髓中，所以中医将脑称为"髓海"。脑髓是人体的精华，是由肾精化生的。因此肾功能的好坏会影响脑功能。

相反，一个孩子如果肾精虚弱，髓海不足，就很容易出现智力发育迟缓。

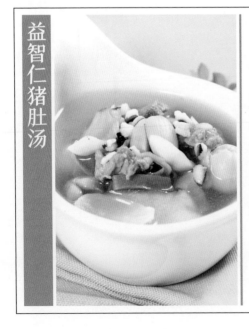

益智仁猪肚汤

材料 益智仁 10 克，莲子、芡实、怀山药各 4 克，猪肚 1 个。

做法

❶ 将益智仁煎汤去渣，将莲子、芡实、怀山药泡入益智仁汤中 2 小时，再装入洗净的猪肚内。

❷ 一起放入炖锅中，小火炖 2 小时左右，即可食用。

用法 每周 2～3 次。

功效 益智仁可补肾固精，提高记忆力；莲子可养心安神，健脑益智；芡实可益肾固精，健脑；怀山药可健脾补肾。

桂圆八宝粥，调理孩子发育缓慢

孩子脾胃功能弱，发育缓慢，可以喝桂圆八宝粥来调养。

桂圆八宝粥是极好的补药

有个叫玲玲的5岁小女孩，平时手脚总是冰凉，个子也不高，智力发育也比同龄孩子晚一些。妈妈以为玲玲体虚，时常给她吃补品。吃完补品后，孩子很快就会烦躁、口干、发热甚至鼻出血。这种先天不足的孩子，补的时候一定要循序渐进，一点点地补，而且要从根源上补。我让玲玲的妈妈给她煮桂圆八宝粥喝，这款粥能健脾益肾、补脑。过了一年多我见到玲玲，个子明显长高了。她妈妈说，现在孩子手脚不凉了，遇事也会积极思考。

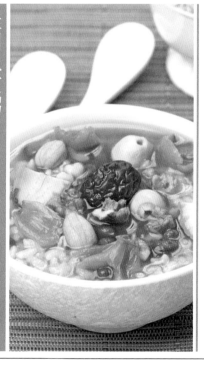

桂圆八宝粥

材料 糯米30克，薏米、大麦仁、花生米、莲子、红豆各10克，桂圆肉、水发银耳各15克，红枣2枚。

做法

❶ 将糯米洗净，浸泡2小时；将大麦仁、薏米、红豆、莲子洗净，浸泡4小时。

❷ 放入锅中加适量水煮开，放入大麦仁、薏米、红豆、莲子煮开，加盖小火煮30分钟，放入糯米、花生米、红枣、桂圆肉、水发银耳，大火煮开，加盖改小火煮20分钟，关火后再闷10分钟即可。

用法 早晚服用，每次1碗。

功效 健脾暖肾，促进生长发育。

❽ 不长个儿、常尿床，发育迟缓，根本要固肾

黑芝麻大米粥，益肾健脑记性好

这款粥可以补养气血，促进骨骼生长，还能够帮助消化，预防积食发热等病症。

● 黑芝麻可补肾健脑

中医认为，黑色食物对肾脏有很好的养护作用。黑芝麻性平，味甘，归肝、肾经，可以"填骨髓、补虚气"，补肾健脑效果好。

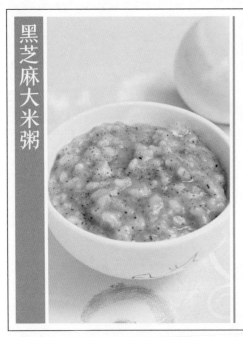

材料 黑芝麻 15 克，大米 40 克。

做法

① 黑芝麻去杂质，把黑芝麻倒进滤网中，冲洗干净，晾干。

② 把晾干的黑芝麻倒在电饼铛上，不停搅拌，炒至有香味即可。

③ 用擀面杖将黑芝麻压碎；大米淘洗干净，备用。

④ 锅中加入适量水烧开，倒入大米，小火煮 20 分钟，倒入压碎的黑芝麻，用勺子不停搅拌，至粥黏稠即可。

用法 早晚服用。

功效 健脑益智。

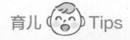

育儿 Tips

黑芝麻压碎食用，更利于孩子消化

芝麻连皮一起吃不容易消化，因为芝麻仁外面有一层稍硬的壳，人体胃肠道是不能消化的。只有把芝麻碾碎，磨成粉，其中的营养素才能充分释出，人体胃肠道才易消化吸收。而且碾碎后的芝麻有股香气，可刺激食欲。

补脾经、推三关、补肾经，促进孩子生长发育

扫一扫，看视频

中医认为，肾主骨，孩子发育迟缓多是由于肝肾不足，不能濡养筋骨，使筋骨不能正常生长所致。推拿可补养肝肾，强筋壮骨，促进孩子长个儿。

补脾经

〔取穴〕拇指桡侧缘指尖到指根成一直线。

〔方法〕用拇指指腹从孩子拇指指尖向指根方向直推 100 ～ 300 次。

〔功效〕补脾经能健脾益胃，使孩子脾胃调和，顺畅排便。

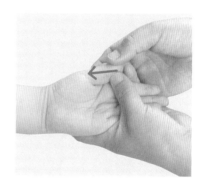

推三关

〔取穴〕三关穴位于前臂桡侧，阳池穴至曲池穴成一直线。

〔方法〕孩子采取坐位或仰卧位，家长一手握住孩子手，另一手以拇指外侧面或食、中二指指腹自孩子腕横纹推向肘，每次推 100 ～ 300 下。

〔功效〕推三关能益气行血、温阳散寒、发汗，可调理脾胃。

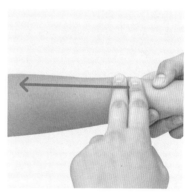

补肾经

〔取穴〕小指掌面指尖到指根成一直线。

〔方法〕家长用拇指指腹从孩子小指尖向指根方向直推肾经 20 ～ 50 次。

〔功效〕补肾经能补肾，强健骨骼，促进孩子生长发育。

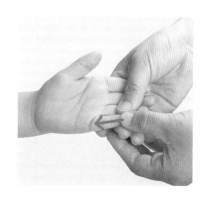

李大夫直播间
家长最关心的育儿问题

1 孩子冬天老爱出汗，是体虚的表现吗？

中医认为"汗为心之液"，心气虚则不能敛汗，会导致汗液频频外泄。孩子冬天经常出汗说明心气不足，而心气根于肾气。所以，出汗也是在耗肾气。孩子大量出汗后要及时给身体补充水分，维持身体正常运转。补充水分应该少量多次，即每次补充100毫升左右，不要暴饮。

2 经常尿床的孩子，要忌吃哪些食物？

经常尿床的孩子，平时要忌吃高盐、高糖和生冷的食物，高盐、高糖皆可引起多饮多尿，生冷食物可削弱脾胃功能，对肾无益，要忌吃。

3 适当多吃一些坚果类食物，对孩子健脑有好处吗？

杏仁、核桃、松子、榛子等坚果是很好的补脑食物，将这些食物磨成粉状，和大米一起煮成粥食用，可以增强食欲、促进消化、补脑益智。

4 我家孩子个子偏矮，是矮小症吗？

矮小症的特征是生长迟缓，身高增长比同年龄、同性别儿童低。在幼儿园，比同班级的小朋友矮半头（5～10厘米），在中学里，比同班同学矮一头（10～20厘米）。如果孩子属于这种情形，就可能是矮小症了。发现孩子较同龄人矮小就应该及时到医院检查、治疗，不要盲目使用增高药、保健品，以免错过最佳治疗时机。

养好心和肝，孩子睡觉香甜不上火

保护好孩子身体的"君主"和"大将军"

心为"君主之官"，君安才能体健

《黄帝内经》把人体的五脏六腑命名为十二官，其中，心为"君主之官"。把心称为君主，就是肯定了心在五脏六腑中的重要性，心是脏腑中最重要的器官。

• 心主血脉和神明，是孩子生命之本

心主血脉指的是心脏具有推动血液运行于脉中的生理功能，包括心主血和心主脉两个部分。前者指的是心气推动和调控血液运行，输送营养物质于全身，濡养各脏腑官窍；后者指的是心气推动和调控孩子心脏的搏动，维持脉道通利。

心主神明指的是心具有主宰孩子五脏六腑、形体官窍和意识思维等精神活动的功能。如果心主神明的功能失调，也会导致人体的精神情志活动出现异常，包括神经官能症、失眠症。

育儿  Tips

为什么孩子养心要睡子午觉

中医里提倡子午觉，子时是晚 23 时至凌晨 1 时，走的是胆经，这个时间段是一天中阴气最重的时候，但也是一天阳气初生、阴气渐消的时候，阴主静，这时候让孩子睡觉最能养肝血。

午时是 11 时至 13 时，走的是心经，这个时间段是一天中阳气最盛的时候，但也是阴气初生、阳气渐消的时候，这时候稍稍午睡或者小憩可以养心阳。不过午睡也有讲究：一般午饭后最好先让孩子稍微活动 15 分钟再睡；同时，不能让孩子午睡时间过长，半小时左右就可以了；另外，午睡时以平躺姿势为好。

肝为"将军之官"，藏血疏泄都靠它

《黄帝内经·素问》中提到："肝者，将军之官，谋虑出焉。"肝，如同古代的大将军一样勇武，称为"将军之官"。中医认为，肝与孩子的精神情志、消化吸收、气血运行、水液代谢等息息相关。

• 为什么说"养肝就是养命"

肝主疏泄

中医认为，肝有疏泄气机的功能，使全身各脏腑组织的气机升降出入平衡。肝气生发正常，孩子多表现为精神愉快、心情舒畅、思维灵敏。若肝失疏泄，则可能导致孩子的精神情志活动异常，比如抑郁寡欢、多愁善感等。肝还疏泄"水谷精微"，就是人们吃进去的食物变成营养物质，肝把它们传输到全身。

肝藏血

《黄帝内经》有"卧，则血归于肝"之说。当孩子活动的时候，机体的血流量增加，肝脏就排出储藏的血液，以供机体活动的需要；当孩子在休息和睡眠时，机体需要的血液量减少，多余的血液则储藏于肝脏。

肝主筋膜

肝血充足则筋力强健，使孩子肢体的筋和筋膜得到充分的濡养，肢体关节才能活动灵活，强健有力；肝血虚衰亏损，不能供给孩子筋和筋膜充足的营养，那么活动能力就会减退，易疲惫。

按揉腹部能养肝

中医认为"肝主藏血"，所以主动按揉腹部可以增加肠道平滑肌的血流量，增强胃肠内壁肌肉的张力和淋巴系统的功能，有利于食物的消化、吸收，那么肝脏就不用耗费太多的能量排毒了。

在饭前半小时以及在睡前和起床时按揉腹部最好。按揉时，要让孩子仰卧，用一手掌心对着肚脐，另一只手叠放在上面，先顺时针揉几十次，再逆时针揉几十次。当然，用力不能过猛，以免造成孩子不适。

心肝是君臣，相互依附小儿安

中医称肝为"将军之官"，心为"君主之官"。即心像君主一样主宰着孩子身体的血脉运行，还统摄着孩子的精神、意识和思维活动，它的功能状态决定了孩子整体的精神面貌。若肝血虚，人就容易动怒、烦躁、动肝火。有个词语叫作"心肝宝贝"，心肝之间只有相互配合、相互依存，孩子的身体才能健康。

● 养心又补肝的食物

谷物	蔬菜	水果	肉类	水产	其他
薏米	番茄	苹果	猪瘦肉	鲫鱼	枸杞子
绿豆	菠菜	西瓜	猪血	带鱼	百合

孩子上火了，怎么办

孩子为"纯阳之体"，容易上火

孩子虽然脏腑娇嫩、形气未充，但其生长发育迅猛，无论是体格、智力还是脏腑功能，均不断向成熟完善方面发展，犹如旭日初升、草木方萌，蒸蒸日上，欣欣向荣。古代医家据此提出，3岁以下的小儿为纯阳之体，认为其生机旺盛，生长发育迅速，迫切需要水谷精微等营养物质。年龄越小，生长速度越快，营养物质需求越多，因而常见的病机特点为"阳常有余，阴常不足"。

• 吃太多易生内热

许多家长喂养不当，喂食过多，超过了孩子的消化能力，特别是零食不离嘴。因此，孩子容易出现消化不良症状：舌苔厚腻或者花剥苔，口臭，大便不规律，睡觉磨牙，踢被子，都是内热上亢的表现。更甚者，孩子脾气暴躁，打人骂人，这是积食化火损伤脾胃，引起心肝火旺了。因此，一定不要给孩子吃太多零食。肝火旺的孩子可以试试喝绿豆汤来调理。

除饮食外，也不要给孩子穿过多的衣服，不要让孩子熬夜。

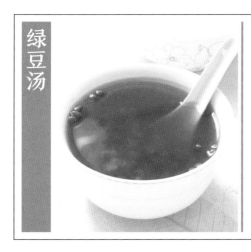

绿豆汤

材料 绿豆100克，冰糖10克。

做法

❶ 把绿豆清洗干净，用水浸泡30分钟。

❷ 锅里倒入适量水，将绿豆放入水中熬煮至绿豆裂开，放入冰糖，煮化即可。

用法 每天饮用1次。

功效 清肝火，养脾胃。

心火旺则肝火大，孩子易睡眠不安

中医认为，肝主情志，主疏泄。如果肝失疏泄会出现肝郁气滞，表现为情志抑郁、心烦易怒等。故心火与肝火常常是互相影响、互相作用的，肝火大就会导致心火旺等表现。

心火旺的孩子除了睡不安稳，还会脾气急躁、爱哭闹、脸色偏红、口舌生疮、口干口苦、便秘、舌红、舌苔偏黄等。

• 清心肝火，要先实脾

中医有一句话叫："见肝之病，知肝传脾，当先实脾。"这句话清楚地说明了肝与脾的关系——心肝火旺者常脾虚！因此，在清肝火的过程中，健脾是非常重要的。

• 健脾要先祛湿，火气自然消

夏季湿气重，脾最怕湿，夏季健脾不注意祛湿，可能就没有效果。判断孩子是否湿气重，可以看舌苔和大便：

 舌苔厚腻，舌边容易有齿痕。　　 孩子便溏，大便粘在便池上不容易冲掉。

帮孩子祛湿，有很多方法，食疗就是不错的选择。孩子心肝火旺的时候，健脾祛湿可以用芦苓冬瓜仁瘦肉汤，有消积祛湿、清热生津的效果，补脾而不留邪，祛湿而不伤正气。夏季可以 1 ~ 2 周喝一次。

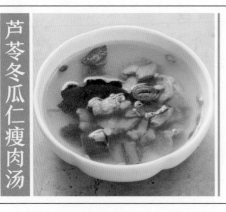

芦苓冬瓜仁瘦肉汤

材料 土茯苓 10 克，芦根 8 克，鸡内金 6 克，冬瓜仁 12 克，猪瘦肉 50 克。

做法 以上食材加水煲汤，吃肉喝汤。

用法 3 岁以上适用。1~2 周食用一次。

功效 有清心肝火、消积祛湿、生津解暑的效果。

心火在舌，可用银耳莲子汤清火

中医认为"心开窍于舌""舌为心之苗"，也就是说心与舌的关系密切，孩子心的情况可以从舌的色泽及形态上表现出来。心的功能正常，舌红润柔软，运动灵活，味觉灵敏，语言流利；心气血不足，则舌质淡白，舌体胖嫩；心有瘀血，则舌质暗紫，重者有瘀斑；心火上炎，则舌尖红或生疮。

• 莲子汤，养心安神、清火去燥

莲子主心，入脾、肾经，不仅能健脾益肾，还能养心安神、助睡眠，帮助孩子清除亢盛的心火。如果孩子睡觉不安稳，脾气大，白天心神不宁，食用莲子再合适不过了。不管是新鲜莲子还是干莲子，都是孩子养心健脾的好食材。

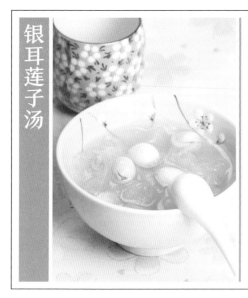

银耳莲子汤

材料　新鲜莲子 20 克，干银耳 10 克。

调料　冰糖少许。

做法

❶ 将新鲜莲子去心取肉，洗净；银耳泡发，洗净备用。

❷ 三大碗冷水下锅（视食材量增减），同时放入莲子肉，大火烧开 3 分钟后，转小火煲 25 分钟，加入银耳，小火煲 10 分钟关火，最后加冰糖调匀即可。

用法　每天饭后 1 小时服用。

功效　适用于心火旺盛引起的口舌生疮。

肝火在眼，喝点菊花茶

肝开窍于目，眼睛的状况能够反映肝的情况。肝气郁结，在孩子身上不常见，他们更多的是肝气旺盛，所以临床表现为"肝常有余"，而肝火旺的特点之一就是眼屎多，尤其是春天，万物复苏，孩子特别容易患过敏性结膜炎或急性结膜炎等眼部疾病。肝气盛的孩子多表现为脾气暴躁，当不顺心时动辄哭闹不止。孩子一生病，就会比平时爱发脾气，比较烦躁，这正是他们体内肝火虚旺的表现。

● 菊花是降肝火的一把好手

菊花盛开和采摘都是在秋季，秋主肺，肺为金，金克木；春主肝，肝为木，肝火就是木的生发太过或是滞留积热，需要金的克制和疏导，菊花有散风热、平肝明目的作用。不过菊花性寒，脾胃虚寒的孩子最好少用。

孩子肝火旺，试试菊花茶

今年7岁的女孩悦悦平时肠胃就不太好，最近得过一场感冒后更是脾气差、睡不好、大便干硬，眼屎还特别多。于是悦悦妈妈带女儿来找我。了解了情况后，我告诉悦悦妈妈这是因为孩子感冒后导致肝火旺盛，让她回家泡点菊花茶给孩子喝，每日少量多次服用。一周后孩子情况好转了许多。

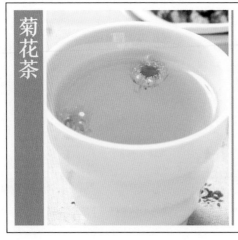

菊花茶

材料 菊花5克。

调料 冰糖2克。

做法

1. 将菊花洗净后放入杯中。

2. 往杯中加入适量的冰糖，然后冲入沸水，闷泡5分钟左右即可饮用。

用法 每天饭前服用，喝2～3次。

功效 适用于孩子肝火旺盛引起的目赤口干等症状。

孩子上火分实火和虚火

中医指出，上火分为实火和虚火，处理方法截然不同。只是一味地清热降火，效果常常不理想。

• 火分虚实，需要辨证

人体阴阳处于动态平衡状态，当阴正常，阳过亢，就会上实火；当阴不足，阳就相对过盛，这种情况就是虚火。简单理解，前者是火多了，后者是水少了。

• 一张表格分辨实火和虚火

	实火	虚火
病因	积滞最常见	伤津耗阴的因素（连续高热、长期腹泻、气血不足等）
病机	久滞化热，为实热证	阴液不足，阳显得过亢，为阴虚证
表现	口渴喜冷饮、喉咙红肿、口气大、嘴唇红、易烦躁、大便硬结、小便赤黄、鼻出血。如果发热，多为高热	口燥咽干、反复口腔溃疡、全身湿热明显、手足心热、晚上睡觉盗汗、形体消瘦。如发热，一般为低热
舌苔	舌红、苔黄	舌红、少苔、少津
处理	清热解毒、去火、消积导滞	生津养血、滋阴降火。不可清热解毒

• 给孩子降火，分别对待疗效好

1. 实火，应清热解毒：可以吃绿豆，如百合绿豆粥；清火的蔬菜，如白菜、芹菜、苦瓜等。上火严重的孩子可以遵医嘱喝清热解毒口服液。注意孩子吃太多清热寒凉之物，容易损伤脾胃和阳气，所以要适量，不能太频繁。

2. 虚火，重点是滋阴生津：可以吃麦冬，搭配滋阴清热的石斛，做成石斛麦冬茶；也可将乌梅做成乌梅冰糖饮，孩子爱喝，还能滋阴生津。

动不动就上火，
普通食物也能成清火良药

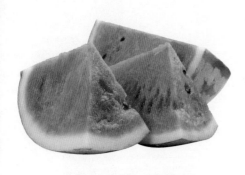

去心火，西瓜来帮忙

中医认为，孩子在夏季适量食用西瓜，具有清热除烦、消暑止渴等保健作用。

● 如何选购优质西瓜

看西瓜的头和尾，也就是西瓜的脐部和瓜蒂，如果凹陷较深，就是好瓜。

● 这样吃能去火

西瓜用来做沙拉，可清热解暑。

● 最佳搭配

苹果 + 西瓜	健脾益气，养阴润肺
番茄 + 西瓜	健脾养胃，助消化

● 让孩子更爱吃的做法

性味归经
性寒，味甘；归心、胃、膀胱经

食用年龄
7 个月以上

推荐食用量
夏季，每天宜摄入 50 ~ 100 克

哪些孩子不宜吃
风寒咳嗽、便溏腹泻者

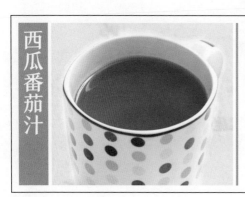

西瓜番茄汁

材料 西瓜瓤适量，番茄半个。

做法

① 西瓜瓤去子；番茄用沸水烫一下，去皮除子。

② 将滤网或纱布清洗干净，消毒，滤取西瓜和番茄中的汁液。

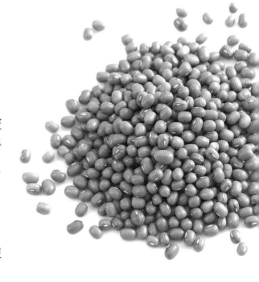

小小绿豆，去肝火有大功效

绿豆具有较高的营养与保健价值，被誉为"食中要物""济世粮谷""清热解暑良药"。中医认为，食用绿豆有清热解毒、解暑除烦之效。

• 如何选购优质绿豆

一般来说，新鲜的绿豆表皮都是翠绿翠绿的，比较光滑，色泽透亮。

• 这样吃能去火

制成绿豆粥或绿豆汤，甜甜滑滑的味道很适合孩子吃，还有利于消化。

• 最佳搭配

猪肝 + 绿豆	清肝火

• 让孩子更爱吃的做法

性味归经
性寒，味甘；归心、胃经

食用年龄
7 个月以上

推荐食用量
每天 20 ~ 30 克

哪些孩子不宜吃
体质寒凉者

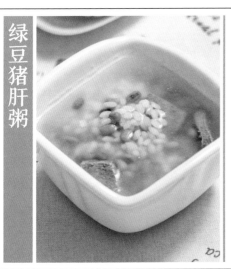

绿豆猪肝粥

材料 猪肝 50 克，大米 40 克，绿豆 30 克。

调料 盐 2 克。

做法

❶ 绿豆洗净，浸泡 4 小时；大米洗净，浸泡 30 分钟；猪肝洗净，切片。

❷ 锅内加适量清水烧开，加入绿豆、大米，大火煮开后转小火。

❸ 煮 40 分钟，将猪肝片放入锅中同煮 5 分钟，加盐调味即可。

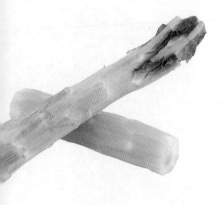

巧吃莴笋，还孩子身体一片清凉

莴笋是凉性蔬菜，可以祛除孩子体内多余的肝火；莴笋味苦，可以清心火。

• 如何选购优质莴笋

看莴笋叶是否新鲜，一根根站立就代表莴笋非常新鲜；如果莴笋叶被商家去除掉，就不要购买。

• 这样吃能去火

将莴笋制成菜肴，如平菇炒莴笋、凉拌莴笋，清脆可口的味道很适合孩子吃，更有利于去火除烦。

• 最佳搭配

熟白芝麻 + 莴笋	清火除烦

• 让孩子更爱吃的做法

性味归经
性凉，味甘、苦；归小肠、胃经
食用年龄
6 个月以上
推荐食用量
每天 50 ~ 100 克
哪些孩子不宜吃
风寒感冒、腹泻者

凉拌莴笋

材料 莴笋 300 克，熟白芝麻适量。

调料 香油适量，盐 2 克，白糖少许。

做法

❶ 莴笋去掉叶和皮，取茎肉，洗净，切细丝，入沸水中焯烫一下，捞出过凉，沥干水分备用。

❷ 取小碗，加白糖、盐、香油拌匀，对成调味汁。

❸ 取盘，放入莴笋丝，淋上调味汁拌匀，撒上熟白芝麻即可。

特效穴养心肝，
孩子睡觉安稳不上火

扫一扫，看视频

清心经——清心火，安心神

清心经有去心火、解心烦的功效。如果孩子有口舌生疮、夜晚难入睡、烦躁不安、面红唇红的现象，可以试试给孩子清心经。

● 清心经，泻火安神，防高热惊厥

心经有清心降火的功效，对于孩子经常起口疮，舌尖容易烂，容易发高热等都有较好的效果。当孩子出现了面红唇红、口舌生疮甚至有发热迹象的时候，给他清心经，可防止高热引起惊厥。

● 夏季清心经，可以去心火

中医认为夏天对应人体的心，夏天，温度高，湿度大，热扰心神，使人心火旺盛。心火炎上，身体就会有各种不适的症状，心火旺会出现心烦易怒、坐卧不安等表现。

夏季给孩子清心经，可以帮助孩子清心去火，少生病，更健康。

清心经

〔取穴〕心经位于中指掌面指根到
　　　　指尖成一直线。
〔方法〕家长一手握住孩子的手，
　　　　另一手用拇指指腹从孩子
　　　　中指指根向指尖方向直推
　　　　心经 100 次。
〔功效〕清心火，解心烦，安心神。

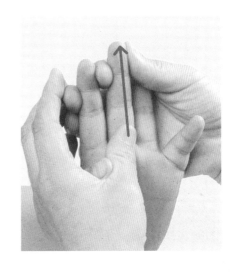

清肝经——去肝火，定心神

肝五行属木，应春，在万物复苏的春季，孩子体内的肝气开始萌动，而且特别容易郁而化火。比如孩子出现眼睛红赤、眼屎多、脾气暴躁、腹胀、便秘等症状，就可以通过清肝经的办法来泻火清热、安定心神。

● 清肝经，除肝火，解外感

肝火旺的孩子体内多风，易与外风相合，孩子因外感风寒后会流清涕，风寒侵入人体则会化火，慢慢鼻涕变成黄的，转变为风热感冒。所以当孩子感受风寒之邪，要通过清肝火的方法来调理。

● 春季清肝经，重视肝气的疏泄和柔养

春天，孩子很容易肝火旺，而肝火大的时候，不仅孩子的脾气会变得不好，也容易失眠，精神状态不好。

清肝经，可以帮助孩子清肝火、疏泄肝气、助睡眠，第二天精神饱满。

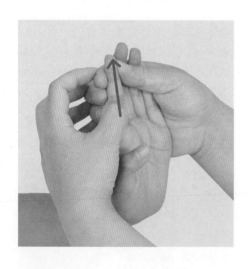

清肝经

〔取穴〕肝经位于食指掌面指根到指尖成一条直线。

〔方法〕家长一手握住孩子的手，另一手用拇指指腹从孩子食指指根向指尖方向直推100 次。

〔功效〕清肝火，调理孩子烦躁、夜啼、惊风等。

扫一扫，看视频

磨牙、夜啼、
多动，心肝不和
在作怪

为什么孩子睡觉总磨牙

孩子磨牙，多是肝火亢盛所致

中医认为，孩子的心肝火气太旺产生了虚热，就会导致睡觉后一系列不藏神的表现：说梦话、磨牙，更有甚者出现梦游的情况。

当薄弱的脾土遇见燃烧的肝火

5岁的小男孩小叶晚上睡觉经常磨牙，翻来覆去总睡不好，出汗特别多，脾气也越发急躁，家人就带小叶到当地儿童医院就诊，检查没发现任何问题。但是小家伙磨牙越来越严重，家里人都很着急。有一次小叶妈妈听人说中医治疗小儿杂病有一招，于是来找我求治。

根据中医理论，小儿脾虚会引发各种症状，脾虚化生气血不足，不能柔肝，肝火就旺起来了，所以会表现出脾气暴躁。而肝火旺，心火也会上亢，就会心神不藏，继而产生磨牙等症状。

所以治疗上应该以健脾消食、柔肝养肝为主。我就给开了山药煲乌骨鸡一方，果然，小叶经过近2周的调治，磨牙、睡觉不安稳和出汗多等症状明显缓解，脾气也好转了。

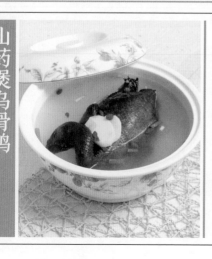

山药煲乌骨鸡

材料 鲜山药50克，乌骨鸡半只，枸杞子10克。

调料 盐、葱段各适量。

做法

① 将乌骨鸡治净，切块，焯水后捞出；山药削皮、洗净；枸杞子洗净。

② 锅中放入鸡肉、山药、枸杞子一起煲1.5小时，放入适量盐、葱段调味。

用法 每日1~2次，佐餐食用。

功效 健脾消食，清肝火。

白扁豆菊花粥，疏散肝热治磨牙

心肝火旺的孩子有明显特征：入睡难，入睡后易出汗，后半夜则睡不安，频频转换睡姿，有的孩子还会迷迷糊糊坐起来，换个位置躺下再睡。这些孩子大多喜欢趴着睡，有的还会打呼噜、磨牙。

● 白扁豆、菊花，疏肝降火效果好

中医认为，白扁豆有利肝血、清肝益气的作用；菊花具有疏风、清热、明目、解毒的功效。二者搭配可以防止肝火亢盛引起的磨牙。

李爱科
医案

白扁豆、菊花一起煮粥，调理肝热磨牙效果好

曾有一个小男孩，姓钱，7岁，他妈妈说孩子间断性夜间磨牙2年余，加重3个月，患儿夜间磨牙逐渐加重，几乎夜夜发作，咯咯作响，声高有力，令父母难以入睡。曾用镇静、消食、驱虫等药物以及牙套等多种措施均不见效。

我看到孩子面红，形体壮实，烦躁，口臭，舌质红，苔黄厚。判断这个小男孩是脾虚肝热型导致的磨牙。我让他妈妈用白扁豆、菊花、大米一起煮粥，每天早起和晚上睡觉前给他服用1剂。7天过后，孩子的磨牙症状明显减轻了。

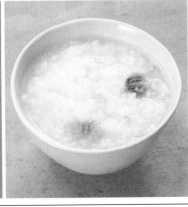

白扁豆菊花粥

材料 白扁豆30克，大米60克，菊花3克。

做法

❶ 白扁豆提前泡2小时，洗净；菊花泡洗干净；大米洗净备用。

❷ 将上述材料放入锅中，加入适量水，煮沸后改小火煮40分钟即可。

用法 每日分2次服食。

功效 适用于肝热亢盛引起的磨牙。

柴芩温胆汤泡脚，清肝胆热，孩子不磨牙

民间认为"热水洗脚，胜吃补药"。热水泡脚属于中医足疗法内容之一，也是一种常用的外治法。用热水泡泡脚，既解乏又能增强肝功能，从而增强孩子体质，改善一些身体疾病。

● 要想小儿安，肝胆需相照

肝有个小弟叫胆，胆汁为肝之余气所化，其分泌和排泄受肝气疏泄功能的影响。若肝气郁结或肝气上逆，胆汁则不能正常分泌与排泄，可致淤滞。

胆汁淤滞，易引起肝大、脾大等。食物的消化吸收除脾胃运化外，还要借助于胆汁的分泌和排泄。

所以肝就像多米诺骨牌的头一张，千万别倒下。肝胆相照，若肝胆经被实火湿热侵袭，两肋会痛，筋骨痿软，出虚汗。实火上炎，还会引起磨牙、耳鸣、口苦等。

疏散肝胆热，柴芩温胆汤泡脚效果好

小敏今年3岁多，最近一段时间，晚上睡觉时总会发出"咯咯"的磨牙声。妈妈原以为磨牙是因为肠道有寄生虫，给孩子吃了打虫药，仍不见好转。妈妈又怀疑孩子体内缺钙，补了几个月的钙也没效果。此外，小敏还伴有口臭、大便干、肚子胀等症状。

我让妈妈给小敏煮柴芩温胆汤。回家坚持泡脚2个疗程（7天为一疗程），小敏的症状已好转。

柴芩温胆汤	材料	柴胡、陈皮、茯苓、竹茹、半夏、枳壳各10克，甘草6克，黄芩12克。
	制法	所有材料放在锅中加水煮30分钟后，关火闷至40℃左右，泡脚即可。
	用法	每天睡前泡20～30分钟。
	功效	疏肝理气，缓解磨牙。

健脾益肝不磨牙——清肝经、清胃经、清天河水

在中医经络理论里，人的上牙及牙床属于足阳明胃经，下牙及牙床属于手阳明大肠经，肝经分支环口唇。这些经络不通畅，都有可能引发睡眠中磨牙。健脾胃、清肝火是治疗磨牙的有效方式。

扫一扫，看视频

清肝经

〔取穴〕孩子食指指根到指尖成一直线。

〔方法〕家长自孩子食指指根向指尖方向直推，称清肝经。推 100 次。

〔功效〕平肝泻火，熄风镇惊。

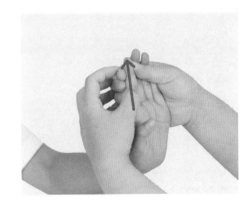

清胃经

〔取穴〕第一掌骨桡侧缘。

〔方法〕用拇指指腹从孩子大鱼际外侧缘掌根处直推向拇指指根 100 次。

〔功效〕和胃降逆，清热泻火。

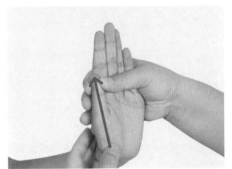

清天河水

〔取穴〕前臂掌侧正中，总筋至曲泽（腕横纹至肘横纹）成一直线。

〔方法〕用食、中二指指腹自孩子腕向肘推 100 次。

〔功效〕清热解表泻火。

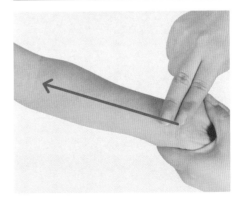

肠道蛔虫作怪，孩子也会磨牙

中医认为，蛔虫病是肠道寄生虫病，通常是孩子误食蛔虫卵，在小肠内发育为成虫，成虫寄生于肠道，产生一系列病理变化。

• 磨牙是肠道有蛔虫的一种表象

如果孩子肠道有蛔虫，常以脐周疼痛时作时止、饮食异常、大便下虫或粪便镜检有蛔虫卵为主要特征。具体表现为患儿有吐蛔、排蛔史，可有脐周反复疼痛，腹部按之有条索状物或团块，轻揉可散，食欲异常，形体消瘦，经常挖鼻、咬指甲，睡眠磨牙，面部白斑。

• 蛔虫致磨牙兼腹痛，可外治 + 推拿

蛔虫病所致的磨牙兼腹痛，可配合外治、推拿等法。

外治疗法：取新鲜苦楝皮 200 克，葱 100 克，胡椒 20 粒，共捣烂如泥，加醋 150 毫升，炒热，以纱布包裹，置于痛处，反复敷直到疼痛减轻，适用于蛔虫导致的腹痛。

蛔厥证（指感染蛔虫卵引起的小儿蛔虫病）

按压上腹部剑突下 3 ～ 4 厘米处，手法先轻后重，一压一推一送，连续操作 7 ～ 8 次，待腹肌放松时，突然施以重力推压一次，若此时孩子腹痛消失或减轻，表明蛔虫已退出胆道，可停止推拿；若使用 1 ～ 2 遍后仍无效果，则不宜再使用。

推拿疗法

虫瘕证（指蛔虫扭结成团，阻塞肠道而形成虫瘕）

掌心以旋摩法顺时针按摩孩子脐部，手法由轻到重，可以配合捏法；一般经过 30 ～ 40 分钟的按摩，虫团即可解开，腹痛明显减轻，梗阻缓解。可在推拿前 1 小时让患儿口服植物油约 50 毫升，则效果更好。

孩子夜啼不安，
要安心神、清肝火

孩子夜啼要安心神，用甘草小麦红枣汤

夜啼是婴儿时期常见的一种睡眠障碍。不少孩子白天好好的，可是一到晚上就烦躁不安，哭闹不止，人们习惯上将这些孩子称为"夜啼郎"，中医称之为"小儿夜啼"。

● 夜啼多因心热受惊引起

心热受惊引起的夜啼特点是：孩子脸颊、嘴唇发红，烦躁不安，容易在睡梦中惊醒啼哭，大便干，尿黄。

李爱科
医案

甘草、小麦、红枣煮汤，调理"夜啼郎"效果好

2岁的亮亮，奶奶说他白天好好的，一到晚上烦躁不安，哭闹不止，有时每夜定时啼哭，甚至通宵达旦。亮亮妈妈怀疑是缺乏维生素D和钙，调理了一段时间依然不见效。

我看到亮亮嘴唇发红，进入诊室一直烦躁不安，判断他是心火上炎所致，就让家长给他煮甘草小麦红枣汤喝7天，后来复诊时，其夜啼现象明显好转了。

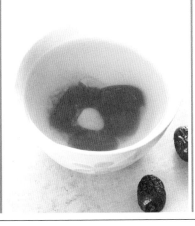

甘草小麦红枣汤

材料 炙甘草12克，小麦18克，红枣6枚。

做法

❶ 将小麦洗净，去浮杂；将红枣掰开（去核），和炙甘草、小麦、800毫升水一起下锅。

❷ 用小火慢慢煎熬，煮沸后煎至400毫升左右，去渣，取煎液2次（最后吃掉红枣即可）。

用法 早晚温服为宜。

功效 养心、安神、镇静、止虚汗。

牛甲末脐上贴，轻轻松松睡眠安

● 牛甲末治疗小儿惊吓夜啼效果好

小儿心常有余，肝常有余，故受到惊吓常常引发心肝经之热而诱发惊悸和夜啼，对此，在《孙真人海上方》里面有一段是调理小儿夜啼的，"小儿夜哭最堪怜，彻夜无眠苦逼煎，牛甲末儿脐上贴，清清悄悄自然安。"这里的牛甲末（即牛角末）有清热凉血、解毒定惊的作用。

牛甲末脐上贴，夜啼好得快

2岁的女孩莎莎，她妈妈说她最近两三个月来晚上都睡得不是很好，经常晚上醒来，哭闹不止。有时是尿不湿打湿了，有时又不是，找不到原因。但白天睡得很好，不管是在哪。

我看到莎莎眼睛周围有些发青，判断是孩子受惊而引起的夜啼，让她妈妈回家用牛甲末贴肚脐，一周后莎莎状况好转。

牛甲末贴肚脐		
材料	水牛角粉 10 ~ 15 克。	
做法	取水牛角粉，取适量水和成泥糊，用纱布包好。用时贴于小儿肚脐处即可。	
用法	每天 1 剂，贴于小儿肚脐处。	
功效	清热凉血，解毒定惊。	

酸枣仁＋肉桂，孩子睡得甜又香

● 酸枣仁＋肉桂煮水，缓解心神不安所致夜啼

酸枣仁具有养心安神的功效，肉桂可温里，黄连可清热燥湿，三者加在一起可缓解小儿因心神不安所致的夜啼。

酸枣仁肉桂丸		
材料	酸枣仁、黄连、肉桂各 30 克，蜂蜜适量。	
做法	将上述药材研细末，然后加入蜂蜜调成药丸，直接填入肚脐，用胶布封盖。	
用法	每天换药 1 次，连续治疗 10 次为一个疗程。	
功效	养心安神，缓解夜啼。	

按摩百会、小天心、精宁，轻松止夜啼

中医认为小儿夜啼常因脾寒、心热、惊骇、积滞而发病。寒则痛而啼，热则烦而啼，惊则神不安而啼，滞则胃不和而啼，是以寒、热、惊、滞为本病之主要病因病机。治疗以调理脏腑，平和气血，镇静安神为主。可以推拿百会、小天心、精宁，以安神镇惊。

扫一扫，看视频

摩百会

〔取穴〕在头部，两耳尖连线中点与眉间的中心线交汇处的凹陷处。

〔方法〕用手掌掌心按摩百会穴，每次按顺时针方向和逆时针方向各按摩50圈，每日2～3次。

〔功效〕镇惊安神，舒筋活络。

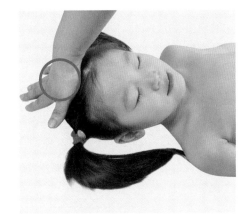

揉小天心

〔取穴〕在大小鱼际交接处凹陷中。

〔方法〕用中指指端揉小天心100～200次。

〔功效〕能安神镇惊，止夜啼。

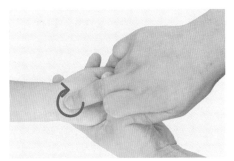

按精宁

〔取穴〕位于手背第四、五掌骨之间缝隙中。

〔方法〕用拇指指端按精宁穴100～200次。

〔功效〕行气散结，可改善夜啼。

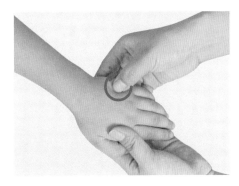

⑩
心肝不和在作怪

磨牙、夜啼、多动，

183

孩子夜晚总啼哭，不同原因不同应对

引起夜啼的原因很多，家长应该细心寻找一下，如果怀疑是疾病所致，就要带孩子到医院检查一下。只要找到了原因，及时去除，孩子一定会甜甜美美地入睡。

• 夜啼有原因，找准方法来应对

1 　**缺钙**　除夜啼外，还会有多汗、枕秃、方颅等表现。及时补充维生素 D，并让孩子多晒太阳。

2 　**惊吓**　从睡梦中惊醒并啼哭，哭的时候常常伴有恐惧表现。多安慰孩子，暂时不要让孩子直接接触使他害怕的物体或人。

3 　**患病**　如患感冒，孩子多会在睡后哭闹。只要治好了原发病，孩子就会安然入睡。

4 　**衣被因素**　如盖得太厚，因热而烦躁，出现啼哭。被子盖少一点，孩子感到舒服了，啼哭就会停止。

5 　**饥饿**　比较定时的哭闹同孩子饥饿有关。让孩子吃饱再睡。

6 　**尿憋**　孩子用哭来表示自己要尿尿。摸到这个规律，为孩子按时把尿后，孩子便会继续入睡。

• 非病理性的夜惊最好顺其自然

对于神经系统还没发育完全的婴幼儿，可能会出现夜惊（也叫梦惊）的现象，跟梦游很相似，但表现更强烈。当孩子夜里"惊醒"时，要过去看看他，但别跟他说话或试着安慰他。孩子会拒绝被安慰，照旧哭闹。试着进行安慰只会延长和强化孩子的夜惊状况，即使只是叫他的名字，也可能会让他更不安。相反地，处理夜惊要顺其自然，你只需要站在旁边，确保孩子不会伤到自己就行了。

疏肝解郁，让孩子变安静

小儿多动，多是肝火旺在捣乱

中医古籍《黄帝内经》中提出："阴平阳秘，精神乃治。"意思是说，我们人体正常的生命活动和精神状态是阴和阳双方保持平衡的结果。如果阴和阳出现了不平衡，那我们的身体就有可能出现状况。小儿多动症就是阴阳平衡的失调，因为小儿脏腑比较娇弱，容易受到胎儿期或出生后外界因素的影响，出现脏腑功能不足，阴阳平衡失调，孩子可能表现为活动过多、注意力不集中、冲动、心神不定、性情急躁等。

● 小儿多动辨证治疗，调整阴阳

中医认为，多动症的孩子多见心肝火旺、痰火内扰、肾虚肝亢、心脾两虚等证型。每个患儿的脏腑功能、阴阳失衡情况不一，表现也有所不同，要结合患儿不同的表现及舌脉情况进行辨证治疗。

● 不同类型多动症的表现及调理

	外在表现	身体特征
心肝火旺证	患儿多动多语、冲动任性，常与人打闹，性情狂躁易怒，做事鲁莽，易顶嘴	头痛口苦，大便干结，小便黄，舌质洪，舌苔黄，脉弦数有力
痰火内扰证	多见狂躁，甚则哭笑无常，胡言乱语，打人毁物，头脑不清醒	大便干结，小便黄，舌红，苔黄腻，脉滑数
肾虚肝旺证	注意力不能集中，急躁易怒，冲动任性	指甲、头发无光泽，多梦，盗汗，喜冷饮，舌质红，少苔，脉细数
心脾气虚证	注意力不集中，兴趣多变，动作拖拉，小动作过多，言语冒失，自控能力差，面色少华，记忆力差	形体消瘦或虚胖，大便溏，舌淡，苔薄白，脉细弱

百合地黄粥，疏肝解郁降火

中医治疗小儿多动症应以清心肝之火为主，兼清食积之热、胃肠之热。一般来讲，很多症状都能得到改善和缓解。

一个治咳嗽的方子，是怎么治好多动症的

5岁的男孩多多，因感冒咳嗽前来就诊，就诊时躁动不安，不能配合问诊检查，不能安稳落座。他妈妈劝他好好配合医生看病，看完病即买好吃的，闻听此言，对妈妈拳脚相加，大哭大闹，一诊室人都被孩子的举动惊呆了。孩子的妈妈对我说："我家老二脾气太大，打骂不行，软硬不吃。上课静不下来，与同学打架，老师总告状。我都让他累病了。"当时我就考虑孩子有多动症，但孩子来这主要是治咳嗽，就治疗咳嗽吧。

我告诉孩子的妈妈回家煮百合地黄粥，清肺化痰，消食化积，润肠通便，宣肺止咳。用药一周复诊，效果很好。关键是用药后孩子脾气好了许多，哭闹次数明显减少，听课也能安静下来。后随访，得知孩子多动症基本消失。治咳嗽方怎么能治多动症？咳嗽属肺热，治咳嗽时用了清肺热之法，同时也能清心肝之火，心肝之火清了，则心神得以安宁，多动症得以缓解。

• 喝百合地黄粥，凉血宁神

百合和地黄一起熬粥，可以调理小儿常见的烦躁不安、心悸怔忡、胃阴不足和多动等病症。

百合地黄粥		
	材料	百合、生地、大米各30克。
	做法	先煎生地2次，取汁，与百合、大米共煮粥。
	用法	一日内服完。
	功效	滋阴润肺，凉血宁神。适用于阴虚肺燥，潮热盗汗，手足心热，夜寐不安等症。

李爱科谈 增强免疫力孩子少生病

珍珠粉泡脚，让多动的孩子变安静

中医有句话"阳动有余，阴静不足"，体现在孩子的本性上就是活泼、好动。但是，如果孩子瞳孔周围充血，这就是肝阳偏亢的表现，所以孩子会躁动任性，兴奋不安。

珍珠粉泡脚，缓解多动

一天，朋友带着 5 岁的孩子来我家做客。当时我正在和他聊天，突然听见"咣"的一声，阳台上的花盆不小心被朋友的孩子打碎了。朋友便道歉告诉我说，这孩子多动。

我把孩子唤到跟前，看了看他的眼睛，很有神，黑眼珠滴溜溜地转得很灵活，在眼球周围有轻微的充血。看到这，我就明白孩子的问题在哪里了，于是开了一个珍珠粉泡脚的方子让孩子泡脚。2 个月后，孩子多动的症状缓解。

● 珍珠粉泻肝火，缓解小儿多动效果好

李时珍认为，珍珠的药性专入肝经，能泻肝火，但它最主要的功效就是一个"镇"字，能把孩子烦躁不安的情绪镇住，让他变安静。而且它还没有镇静剂的不良反应。

珍珠粉泡脚剂		
	材料	珍珠 50 克。
	做法	捣碎后，用干净的纱布包住，用时泡在干净的水里。
	用法	连续泡 3 天。
	功效	镇静安神，泻肝火。
	提示	泡出来的水加热后给孩子泡脚，坚持 1 ~ 2 个月。

酸枣仁莲子粥，调理小儿多动效果好

中医认为，小儿多动症多因孩子肝火亢盛所致。孩子有个显著的生理特点就是"肝常有余"，也就是说容易受肝火的困扰。所以，通过食疗的方式清泻掉孩子身体内多余的肝火，就能够让多动的孩子变得沉稳安静。

●酸枣仁+莲子，清肝火、安心神，缓解小儿多动症

酸枣仁性平，味甘、酸，归心、肝、胆经，有清肝火、安心神的功效；莲子性平，味甘涩，归脾、肾、心经，有养心安神、健脑益智的作用。用酸枣仁和莲子一起煮粥，可安定心神、清热去火，对改善孩子多动症很有益。

材料 去心莲子50克，酸枣仁10克，大米60克。

做法

① 酸枣仁用纱布包好，同洗净的大米、莲子一起入锅熬粥。

② 粥好以后，将酸枣仁去掉即可。

用法 早晨或晚上服用，每天服用1次。

功效 安心神，去肝火，调理小儿多动症。

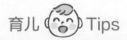

育儿 Tips

孩子得了多动症，家长应该如何护理

对于患多动症的孩子，家长要有耐心，不要轻易对孩子发脾气；如果对孩子发脾气了，要及时道歉；培养孩子规律的生活学习习惯，逐步训练孩子的专注力。

清肝经、清心经、揉小天心，静心安神效果佳

扫一扫，看视频

中医认为，通过穴位推拿可以改善小儿因"肝火旺盛""心神不宁"导致的小儿多动症。

清肝经

〔取穴〕孩子食指指根到指尖成一直线。

〔方法〕家长自孩子指根向指尖方向直推，称清肝经。推100～300次。

〔功效〕平肝泻火，调理多动症。

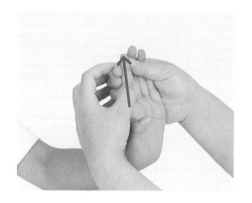

清心经

〔取穴〕孩子中指指根到指尖成一直线。

〔方法〕由中指指根推至指尖。推100～300次。

〔功效〕清心火。

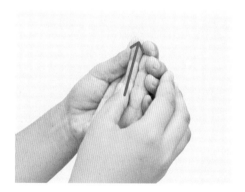

揉小天心

〔取穴〕位于掌面，大小鱼际交接处凹陷中。

〔方法〕掌心向上，用中指指端揉小天心100～300次。

〔功效〕通窍散结，畅通经络，调理多动症。

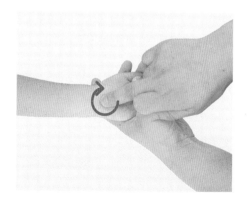

⑩ 磨牙、夜啼、多动，心肝不和在作怪

189

李大夫直播间
家长最关心的育儿问题

1 我家孩子 5 岁半，女孩，最近晚上睡着半小时后就出汗，脑门头发都湿了，后背也出汗，手心还烫，这是怎么回事？

中医称这种情况为小儿盗汗。盗汗是指孩子在睡觉时全身出汗，醒来汗止。中医认为小儿盗汗是体内阴阳失调的表现，多与心、肺、肾三脏阴虚有关。一般来说，常见的小儿盗汗主要是由于气阴两虚、阴虚火旺所致，多是由于脾胃积热引起的盗汗。可取红枣 4 枚，小麦 15 克，乌梅 10 克，冰糖少许，水煎，代茶饮用，每周 2 ~ 3 剂，可补虚敛汗。

2 为什么老人说吃马齿苋能治磨牙呢？

中医认为，夏季给孩子吃一些马齿苋能够起到降肝火、清胃火的作用。食用马齿苋的方式很多：凉拌，口感清滑；煮粥，清淡爽口；包饺子，别有风味……

3 为什么孩子夏天睡觉总流口水？

中医认为这是脾气不足的表现。脾有收摄的能力，可以控制涎液的收放。没有食物的时候一般不分泌唾液，有食物才分泌。但有时候脾的功能紊乱了，口水不该出来的时候却出来了，所以孩子才出现睡觉时流口水。这时需要给孩子补脾胃，吃一些健脾食物，比如小米、山药、牛肉等。

4 平时多动的孩子，在饮食上要注意哪些方面？

避免食用辛辣、油腻、海鲜等容易助火生热、碍滞脾胃、难以消化的食物；多吃能平肝的食物，如佛手、芹菜、番茄、苦瓜、菊花等。

糟糕情绪伤身体，
要给孩子解郁宽心

千万不要忽视孩子的情绪

过喜伤心，睡觉前别让孩子太兴奋

中医所谓"喜伤心"，其实叫"过喜伤心"，从而引起心火太盛，或被痰热所扰。此时人会喜笑不休，神情恍惚，进而兴奋地语无伦次、举止失常。

所以不要让孩子玩得太疯，太开心、太兴奋会干扰心神，晚上睡眠就会有问题。睡不好，脏腑运作就会紊乱，抵抗力就会变差。

李爱科 医案

孩子兴奋过度，心神不宁难以入睡

我邻居家男孩，5岁，叫天天。有一天晚上很累了但他还是睡不着，主要是白天去游乐园兴奋地玩耍了一天，还有舞台灯光的刺激，让他身体疲惫、视疲劳，从而导致入睡困难。所以我重点是要让他宁心安神，缓解眼部疲劳，只用了按揉印堂穴的方法，孩子很快就入睡了。

按揉印堂

〔取穴〕在两眉之间的中点。
〔方法〕拇指按揉印堂穴50~100次。
〔功效〕按揉这个穴位有宁心安神、促进睡眠的作用。

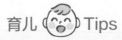

育儿 Tips

为什么朱砂涂在印堂，可助睡眠

有些小孩子受惊了，晚上一直哭闹不睡，这个时候可以用一点有静心安神作用的朱砂，涂在印堂上，可以帮助孩子收收惊，睡个好觉。

扫一扫，看视频

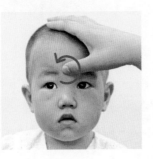

怒伤肝，别以为孩子脾气大只是性格问题

中医讲，怒伤肝，生气会形成肝火亢盛。一个经常脾气暴躁的孩子，就可能是肝火旺盛引起的。

当孩子的想法被压制，求而不得，气堵在胸中出不来，五脏的运转就会失去平衡。而我们的身体为了让五脏恢复到正常状态，就会努力去冲破这口气，爆发出来就是发脾气。但是这种方式是有代价的，它要靠肝气的爆发，所以"怒"非常伤肝。

• 缓和去肝火，兼养肝柔肝

不能一看到孩子肝火旺盛，就一直用凉茶清热去火，喝太多凉茶只会伤脾胃。

正确的做法应该是，在养好脾胃、保证消化的前提下，可以用6克孩儿草泡水喝，连续服3～5剂。孩儿草可以消食积，清肝火。

平时煮汤可以加一些石斛、麦冬、百合、白芍、沙参、玉竹等，自由搭配，有助于养阴生津，柔肝护肝。

李爱科医案

脾气暴躁的孩子长不高

4岁的媛媛由妈妈带来问诊，妈妈说孩子身高、体重一直都不达标，孩子的脾气很不好，平时遇到一点小事就会大发雷霆，还会伤心痛哭。我仔细看了一下媛媛，孩子眼袋大，眼圈黑，舌苔白厚腻、中间凹陷。我基本推断她长不高跟情志有关系，因为长期的脾虚、肝火旺会影响脾胃消化，那么孩子的营养、生长发育肯定会受影响的。

扫一扫，看视频

按揉太冲

〔取穴〕位于足背，足大趾和第二趾结合部之间凹陷处。

〔方法〕将拇指放在太冲穴上，用拇指指腹轻轻按揉穴位3~5次。

〔功效〕清肝火。

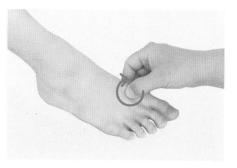

忧思伤脾，孩子的心思家长要明白

很多家长对孩子的关心往往只体现在物质上，对孩子精神层面的关心却十分少。许多家长会说，小孩子哪有那么多心理问题，吃好喝好就足够了。这样说有些武断，随着孩子越长越大，思想也越来越复杂，心理健康对身体健康的影响也越来越大。

●瘦弱的孩子往往心思过重

我们都有过这样的体会：心里惦念一件事，总感觉茶饭不思，这就是"忧思伤脾"的表现。孩子也如此，很瘦弱的孩子往往"心思重"，平时想得太多，以至于脾胃功能不佳，吃饭少。还有许多孩子一到考试就吃不下饭，这是心理负担过重影响脾胃功能造成的。

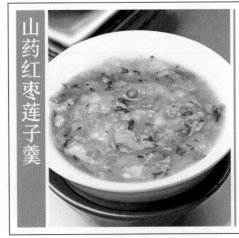

山药红枣莲子羹

材料 山药100克，去核红枣3枚，莲子10克，大米60克。

调料 冰糖5克。

做法

❶ 山药去皮，洗净，切块；红枣、莲子洗净；大米淘洗干净。

❷ 所有材料放入锅中，加水煮熟，最后放入冰糖煮化即可。

用法 早晚服用，每日1剂。

功效 益气健脾，养心止泻。

悲伤肺，孩子想健康首先要快乐

从中医角度讲，悲伤肺，会影响肺的呼吸和防卫功能。西医认为，悲伤情绪会影响人体内许多激素的分泌，影响免疫功能，造成机体抵抗力下降。

悲伤的情绪不断损耗肺气，肺主呼吸的功能就减弱了，造成肺卫不固，容易被外邪侵袭，于是感冒、咳嗽、哮喘等病症就找上门了。

李爱科
医案

悲伤会使孩子的肺受损伤

我曾经遇到过一个小女孩，孩子平时很少感冒，也不知为什么这次得了严重的感冒。和孩子聊天才知道，原来最近妈妈带她去旅游，不小心将她心爱的芭比娃娃弄丢了。虽然妈妈说再给她买一个，但女孩就是对原来的那个娃娃有感情。于是，她整天不开心，时间长了就生病了。"心病还需心药医"，除了给孩子调理感冒外，更需调理孩子的心情。我推荐家长给孩子喝月季花桂圆水，每周喝 1~2 次，有助于化解孩子的不悦。

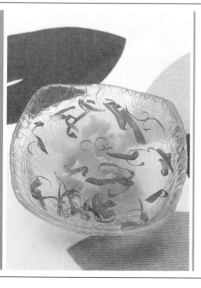

月季花桂圆水

材料 月季花 3 朵，桂圆肉 20 克。

调料 蜂蜜适量。

做法

❶ 将桂圆肉切成碎块；月季花用清水洗净，切成丝。

❷ 锅中加入适量清水，煮沸后将桂圆肉放进锅中，3 分钟后将月季花放入锅中，稍煮片刻即可熄火。

❸ 饮用时加适量蜂蜜调味即可。

用法 孩子生气或不开心时饮用，每次一小杯。

功效 宁心益气，呵护孩子肺脏。

恐伤肾，孩子像小鸟一样怕受惊

千万不能吓唬孩子。恐伤肾，肾气失固，所以孩子被吓到时会小便失禁；郁伤脾，所以孩子心情不好就会没有胃口，再好的饭菜吃起来也不香。

尿裤子，孩子受惊吓后的典型表现

有个 4 岁女孩的爸爸对我说，他脾气不好，有一次孩子犯了点小错误，就厉声呵斥了孩子几句。孩子哭了，一边哭一边站着尿裤子。后来连续两个夜晚孩子都睡不好，说梦话，还啼哭。

孩子爸问我："孩子是不是生病了？"我说："是被您发脾气吓到了。"

我让孩子爸给孩子掐揉小天心，每天掐揉 100 次，坚持 2 周，可以舒缓孩子受惊心理。孩子爸照我的方法去做了，效果非常好。

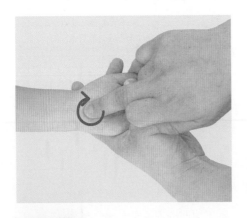

掐揉小天心

〔取穴〕手掌大小鱼际交接处的凹
陷中。

〔方法〕用中指尖掐揉孩子小天心
100 ~ 300 次。

〔功效〕掐揉小天心有清热镇惊、
安神明目的功效，主治小儿
受惊、夜啼、烦躁不安等。

扫一扫，看视频

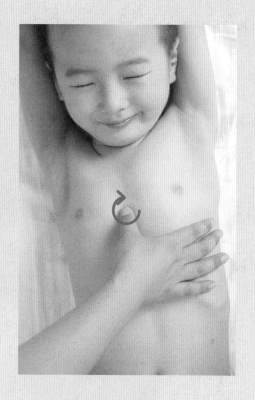
压力大的孩子容易得抑郁症

中医理论认为，五脏、五行、情志是对应的。其中，脾胃属土，脾主思，思虑过多，会使脾胃受损。家长的严格管教和学习压力都会使孩子思虑重重。

如果给孩子过多压力，孩子就会焦虑、紧张，那么其脾胃系统就会失常，失常以后身体吸收营养物质的能力就会下降，生长发育就容易出问题。

● 捋捋膻中可宁心解郁

膻中穴是胸上部气态物汇集而成，因此称之为"气会"。按摩膻中穴能宽胸理气，解郁除烦，培补心肺之气，疏肝胆之郁结。

〔取穴〕膻中穴位于胸部，在前正中线上，平第四肋间，两乳头连线的中点。

〔方法〕用大拇指指腹稍用力揉压穴位，每次揉压约 5 秒，休息 3 秒。生气时可以往下捋 100 下左右，可以达到顺气的作用。

〔功效〕宽胸理气，解郁除烦。

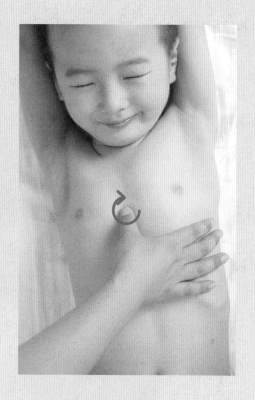

11 糟糕情绪伤身体，要给孩子解郁宽心

197

家长这样做，
缓解孩子的不良情绪

孩子老生病竟然是父母吵架惹的祸

● 父母吵架，孩子肝气不疏，脾胃系统易失常

家长的坏情绪和压力会让孩子脾虚。在中医里，肝属木，像树一样生长，如果一个人老是情志不畅，就会肝气不疏，那肝就会憋闷、瘀滞，进而引起脾胃系统出毛病。

李爱科医案

孩子长期焦虑，也会出现身体问题

6岁的男生小峰长期受呼吸问题困扰，走一小段路就会呼吸急促、胸闷，而后脸色苍白，无血色，同时还并发胃肠道的不适。辗转多家医院，做了各项检查，所有的检查报告都显示小峰的身体功能都处于正常状态。那么是什么原因造成了小峰的身体问题呢？通过详细问诊后发现，小峰复杂、冲突的家庭关系使得他长期处于焦虑的状态，并伴有抑郁症状。我告诉他妈妈，当孩子焦虑时，把手放在孩子的颈部，当他感觉到被支持时，焦虑感就会减轻；同时，可以把另一只手放在孩子的关元穴处轻轻揉动，这个部位通脾肾，而不良情绪通常在这里郁结。

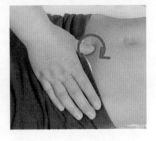

扫一扫，看视频

按揉关元

〔取穴〕位于脐下3寸。

〔方法〕用拇指或中指揉孩子关元穴1～3分钟。

〔功效〕培肾解郁，健脾胃。

增强免疫力孩子少生病 李爱科谈

● 冲孩子发脾气会损伤孩子肾功能

中医认为，忧思伤脾，过喜伤心，悲伤肺，怒伤肝，恐伤肾。父母粗暴，子女以后也会冲父母发脾气。脾气伤害日积月累，从虚变实，由轻变重。

长期受到责骂的孩子，一看到家长生气，第一反应就是恐惧，而恐伤肾，孩子本身就是肾常虚的状态，再加上害怕家长，更容易导致肾气不固。

孩子正处于生长发育的关键时期，肾气不足或是不固会影响其长个儿。所以平时要帮助孩子补充肾气，常见的一些黑色食物都有补肾的效果，如黑米、黑豆、黑芝麻、乌鸡等，可以多选用给孩子补肾气。

● 黑芝麻、桂圆一起煮粥，缓解孩子惊恐伤肾

如果孩子受到惊吓，因心肾不交导致失眠、夜啼、尿床等症状，可以给孩子煮一碗黑芝麻桂圆粥喝。黑芝麻可补肝肾；桂圆可益心脾，补气血，安神。二者一起食用，可以养心安神，补肾镇惊。

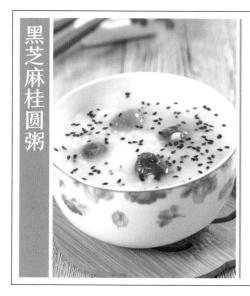

黑芝麻桂圆粥

材料 大米 50 克，熟黑芝麻 10 克，干桂圆 4 个。

做法

❶ 干桂圆去壳，洗净；大米洗净，用水浸泡 30 分钟。

❷ 锅内加适量清水烧开，加入大米和桂圆，大火煮开后转小火。

❸ 煮 30 分钟后，撒上熟黑芝麻，继续煮 5 分钟即可。

用法 早晨或夜晚食用，每周 2 次。

功效 补肝肾，镇惊安神。

和孩子交心，让孩子变开心

很多时候，孩子的脾胃问题不仅是吃饭引起的，还和"心病"有关。

●孩子胃口不好也可能是"心病"，需心药医

孩子胃口不好，有可能是心理层面的问题。如果不把孩子的心理负担去除，吃再多药、饮食再注意也没有效果。如果家长能多了解自己的孩子，让孩子将心事说出来，把心结打开，也许不用吃药，孩子胃口自然就好了。

●让孩子学会发泄不满

孩子在需求得不到满足时哭闹，家长不要强行制止，此时应该让孩子将不满情绪发泄出来，并表示理解、给予安慰。适当的发脾气或哭泣是有利于孩子心理健康的。

●诱导孩子说出心里话

孩子有隐私，也有秘密。有些秘密，一直憋在心里不是好事，所以家长一旦有所察觉，就要尽力帮孩子疏导。睡觉前是最佳时机，因为脱了衣服钻进被窝的孩子，卸下了自己的心理防线，更容易和家长说出内心的困扰。所以，如果觉得孩子最近情绪不对劲，可以在孩子躺下后，坐在床边，和孩子谈谈心，试着给他一些暗示，帮助其渡过难关。

●学会欣赏肯定孩子

孩子和大人一样，都是不完美的，自然也会有这样或那样的毛病，家长不要总是用挑剔的眼光去看待孩子，要多欣赏孩子，肯定他做得好的地方，支持他想要做的正确的事情。就算是孩子做错了事，也不要张口就严厉批评。这样不但不能达到和孩子交心的目的，反而会让孩子模仿大人的行为，变得易怒、挑剔。